Augustine Okwesili

Parâmetros hematológicos e hemostáticos em mulheres com cancro do colo do útero

Augustine Okwesili

Parâmetros hematológicos e hemostáticos em mulheres com cancro do colo do útero

ScienciaScripts

Agradecimentos

Os meus sinceros agradecimentos à Lambert Academic Publishing Germany, pela descoberta e publicação deste livro; ao meu Professor Erhabor Osaro, Dr. Ahmed Yakubu, pela sua contribuição financeira para este trabalho de investigação.

Os meus agradecimentos vão também para o Dr. F.P. Udomah, Mallam Inuwa Malami e todo o pessoal do Departamento de Hematologia e Ciências Transfusionais, Faculdade de Ciências Médicas Laboratoriais, Universidade Usmanu Danfodiyo de Sokoto, pelo seu encorajamento e apoio ao longo dos anos. À minha mulher e aos meus filhos, Anthony e Onyedikachukwu Okwesili, e, finalmente, à fonte da nossa força, Deus Todo-Poderoso, seja dada toda a honra.

RESUMO

Foram estudados alguns parâmetros hematológicos e hemostáticos de um total de vinte e duas (22) mulheres com cancro do colo do útero, com idades compreendidas entre os 40 e os 60 anos e uma média de idades de 50 ± 7 anos, que frequentavam o Departamento de Ginecologia/Oncologia do Usmanu Danfodiyo University Teaching Hospital (UDUTH) de Sokoto, na Nigéria. Um total de vinte e seis (26) mulheres aparentemente saudáveis, com idades compreendidas entre os 32 e os 62 anos e uma idade média de 49 ± 9 anos, foram observadas como controlos. Os parâmetros hematológicos foram determinados utilizando um método automático e os parâmetros hemostáticos foram determinados utilizando um método manual. As contagens médias de PCV e de linfócitos foram significativamente mais baixas (2,45 e 1,65) e (3,70 e 2,5) nas mulheres com cancro do colo do útero em comparação com os controlos (p <0,05). Não houve diferença estatisticamente significativa entre os valores médios de WBC, MCV, MCH, MCHC, WBC, plaquetas e RDW das mulheres com cancro do colo do útero e dos indivíduos do grupo de controlo. A prevalência de anemia (Hb<11g/dl) e de trombocitopenia (contagem de plaquetas <140* 109/l) foi significativamente mais elevada nas doentes com cancro do colo do útero do que nos controlos (p<0,05). O TP e o TTPA médios foram significativamente mais elevados nas mulheres com cancro do colo do útero ($25,82 \pm 4,60$ e $49,50 \pm 5,49$ segundos) em comparação com as mulheres normais do grupo de controlo ($14,61 \pm 1,90$ e $33,82 \pm 2,75$ segundos) (p<0,05). Os doentes oncológicos apresentam um risco mais elevado de anemia, trombocitopenia e parâmetros hemostáticos (TP e TTPA) diminuídos, o que os pode predispor a um risco elevado de eventos hemorrágicos. É necessária uma monitorização de rotina dos parâmetros hematológicos e hemostáticos nas mulheres com cancro do colo do útero.

CAPÍTULO 1

INTRODUÇÃO.

O cancro do colo do útero é um cancro que se desenvolve no colo do útero, a parte do útero que se abre para a vagina. O cancro do colo do útero é causado por um vírus chamado HPV (papilomavírus humano) e existem dois tipos principais de cancro do colo do útero: o carcinoma de células escamosas e o adenocarcinoma. Cerca de 80 a 90 % dos cancros do colo do útero são carcinomas de células escamosas. Estes cancros formam-se a partir de células do colo do útero e as células cancerosas apresentam características de células escamosas ao microscópio. A maior parte dos outros tipos de cancro do colo do útero são adenocarcinomas. Os adenocarcinomas são tipos de cancro que se desenvolvem a partir de células glandulares. O adenocarcinoma do colo do útero desenvolve-se a partir das células glandulares produtoras de muco do endocérvix. Os adenocarcinomas do colo do útero parecem ter-se tornado mais comuns nos últimos 20 a 30 anos. Menos comuns são os cancros do colo do útero que apresentam características tanto de carcinomas de células escamosas como de adenocarcinomas. Estes são conhecidos como carcinomas adenoescamosos ou carcinomas mistos.

A trombose é uma complicação reconhecida e comum em doentes com doença maligna e pode contribuir significativamente para a morbilidade e mortalidade desta doença. O tromboembolismo venoso é a complicação mais comum do cancro e a segunda causa mais comum de morte em doentes com cancro (Abotchie *et al.*, 2009; Aboyeji *et al.*, 2006). Até 60 % dos doentes com cancro desenvolvem tromboembolismo venoso, dependendo do tipo de cancro e do tratamento (Adjorlolo-Johnson *et al.*, 2010; Audu *et al.*, 1999).

Os parâmetros hematológicos são os parâmetros relacionados com o sangue e os órgãos que formam o sangue (Bamishaiye *et al.*, 2009; Waugh *et al.*, 2001). O sangue é um indicador patológico da condição do paciente exposto a infecções e outras condições (Olafedehan *et al.*, 2010). Como referem Isaac e colegas (2013), os animais com uma boa composição sanguínea têm também boas probabilidades de ter um bom desempenho. A análise laboratorial do sangue é uma ferramenta importante para detetar desvios da norma no corpo animal ou humano (Abdullahi, 2009; Ogunbajo *et al.*, 2013). O exame de sangue proporciona uma oportunidade para investigar a presença de vários metabolitos e outros componentes no corpo e desempenha um papel importante no estado fisiológico, nutricional e patológico de um organismo (Aderemi, 2004; Doyle, 2006). De acordo com Olafedehan e colegas (2010), a análise dos componentes do sangue pode fornecer informações importantes para o diagnóstico e o prognóstico de doenças nos doentes. Os componentes do sangue alteram-se consoante as condições fisiológicas de saúde (Togun *et al.*, 2007). Estas alterações são importantes para avaliar a resposta dos animais a diferentes situações fisiológicas (Khan e Zafar, 2005). De acordo com Afolabi e colegas (2010), as alterações dos parâmetros hematológicos são frequentemente utilizadas para determinar várias condições corporais e identificar o stress causado por factores ambientais, nutricionais e/ou patológicos.

Os componentes hematológicos, que consistem em glóbulos vermelhos, glóbulos brancos ou leucócitos, volume corpuscular médio, hemoglobina corpuscular média e concentração de hemoglobina corpuscular média, são valiosos para monitorizar a toxicidade dos alimentos para animais, especialmente no que se refere aos componentes dos alimentos que afectam o sangue, bem como o estado de saúde de um indivíduo (Oyawoye e Ogunkunle, 2004). Os glóbulos vermelhos (eritrócitos) servem de transportadores de hemoglobina, as principais funções dos glóbulos brancos e dos seus subconjuntos são combater as infecções, defender o corpo por fagocitose contra a invasão de organismos estranhos e produzir ou, pelo menos, transportar e distribuir anticorpos na resposta imunitária. As plaquetas estão envolvidas na coagulação do sangue. Uma baixa concentração de plaquetas indica que o processo de formação de coágulos (coagulação do sangue) é prolongado, levando a uma perda excessiva de sangue em caso de lesão. De acordo com um relatório anterior de Peters e colegas (2011), o volume de leucócitos, a hemoglobina e a hemoglobina corpuscular média são índices importantes para a avaliação dos glóbulos vermelhos circulantes, que são importantes no diagnóstico da anemia e também servem como índices úteis da capacidade da medula óssea para produzir glóbulos vermelhos, como nos mamíferos (Awodi *et al.*, 2005; Chineke *et al.*, 2006).

EXTENSÃO DO PROBLEMA

O cancro do colo do útero é uma grande ameaça para a saúde pública das mulheres em muitos países de baixo e médio rendimento da América do Sul e Central, da África Subsariana e do Sul e Sudeste Asiático, onde continua a ser o cancro mais comum nas mulheres (Ferlay *et al.*, 2001; Parkin *et al.*, 2005). Com cerca de 500 000 novos casos e 250 000 mortes por ano, é o segundo cancro mais comum nas mulheres em todo o mundo (OMS, 2006), com uma incidência de 30 a 40 por 100 000 mulheres na África Subsariana (Kahesa *et al.*, 2008). Na Nigéria, a incidência nacional de cancro do colo do útero é de 250/100.000 (Adewole *et al.*, 1997). O cancro é responsável por cerca de 51 milhões de mortes por ano, das quais o cancro do colo do útero é responsável por 8,5%, a maioria das quais ocorre em países em desenvolvimento (Hakulinen *et al.*, 1986). Existem muitos factores associados ao desenvolvimento do cancro do colo do útero. Estes incluem a infeção pelo papilomavírus humano (HPV) de alto risco, o início precoce da vida sexual, a paridade elevada, múltiplos parceiros sexuais e a co-infeção com o vírus da imunodeficiência humana (VIH). Sabe-se também que a Chlamydia trachomatis, o vírus herpes simplex tipo 2, os imunossupressores e certas deficiências nutricionais são factores de risco para a infeção pelo HPV (OMS, 2002). Além disso, o VIH aumenta as taxas de incidência do cancro do colo do útero, com vários estudos a mostrarem uma forte associação entre o VIH-1 e o cancro invasivo do colo do útero (Adjorlolo-Johnson *et al.*, 2010).

AIMS

O objetivo do estudo é investigar alguns parâmetros hematológicos (hemograma completo) e alguns parâmetros hemostáticos (tempo de protrombina ou TP e tempo de tromboplastina parcial activada ou TTPA) em mulheres de ascendência africana com cancro do colo do útero que frequentam o Departamento de Ginecologia/Oncologia do Usmanu Danfodiyo University Teaching Hospital (UDUTH) Sokoto, Nigéria.

OBJECTIVOS

1. Determinar o impacto do cancro do colo do útero no perfil hematológico das mulheres que frequentam o Departamento de Ginecologia/Oncologia, UDUTH Sokoto, Nigéria.

2. Determinar os efeitos do cancro do colo do útero no tempo de protrombina em mulheres que frequentam o departamento de ginecologia/oncologia do UDUTH Sokoto, na Nigéria.

3. Determinar os efeitos do cancro do colo do útero no tempo de tromboplastina parcial activada das mulheres que frequentam o Departamento de Ginecologia/Oncologia do UDUTH Sokoto, na Nigéria.

4. Determinar o efeito da idade nos parâmetros hematológicos e hemostáticos das mulheres com cancro do colo do útero que frequentam o departamento de ginecologia/oncologia do UDUTH Sokoto, na Nigéria.

5. Determinação da prevalência de anemia, leucopenia, neutropenia e

trombocitopenia em mulheres com cancro do colo do útero no departamento de ginecologia/oncologia do UDUTH Sokoto, Nigéria

HIPÓTESE

Os parâmetros hematológicos e hemostáticos das mulheres com cancro do colo do útero estão perturbados e a extensão das perturbações hematológicas e hemostáticas é significativamente mais elevada nas mulheres afrodescendentes com cancro do colo do útero do que nas mulheres caucasianas.

RESULTADO DO ESTUDO

Os resultados deste estudo podem ajudar a otimizar o tratamento hematológico e hemostático e os cuidados prestados às mulheres com cancro do colo do útero no UDUTH Sokoto State, em particular, e na Nigéria, em geral.

RAZÃO

A hemoglobina e o hematócrito são utilizados por rotina para o diagnóstico de anemia e policitemia no cancro do colo do útero. A contagem de glóbulos brancos e de plaquetas tem-se revelado útil na avaliação da septicemia induzida pelo cancro do colo do útero e do estado hemostático das doentes com cancro do colo do útero. Foi publicada muita literatura a nível mundial, incluindo em África, sobre a determinação do perfil hematológico em diferentes tipos de cancro. No entanto, há escassez de dados sobre parâmetros hematológicos e hemostáticos em doentes com cancro do colo do útero no Noroeste da Nigéria, em particular, e na Nigéria, em geral. Esta investigação fornecerá potencialmente a informação necessária para um tratamento baseado em provas e melhorará a qualidade de vida das mulheres de ascendência africana com cancro do colo do útero.

CAPÍTULO 2

REVISÃO DA LITERATURA

O cancro do colo do útero é um dos cancros ginecológicos mais comuns em todo o mundo. Todos os anos são diagnosticados cerca de 5 00 000 novos casos, com taxas de incidência mais elevadas em mulheres com um estatuto socioeconómico mais baixo, sobretudo nos países em desenvolvimento (Parkin *et al.*, 2002). De acordo com o Centro de Informação do Papilomavírus Humano (HPV), Espanha (2014), 1 22 844 mulheres são diagnosticadas com cancro do colo do útero todos os anos e aproximadamente 67 477 mulheres morrem da doença. O cancro do colo do útero é uma doença multifatorial que envolve vários factores de risco, incluindo a infeção pelo papilomavírus humano (HPV), a idade precoce das relações sexuais, múltiplos parceiros sexuais, tabagismo, utilização de contraceptivos orais e baixo estatuto socioeconómico (Steven e Martin, 2005). A inflamação e a infeção crónicas durante um longo período de tempo são reconhecidas como um importante fator de risco para o desenvolvimento do cancro do colo do útero (Beevis *et al.*, 2007). O cancro do colo do útero (CaCx) ocorre geralmente em mulheres de meia-idade, sendo a maioria dos doentes diagnosticados entre os 25 e os 65 anos. O CaCx raramente afecta mulheres com menos de 20 anos. Pensa-se que o CaCx é desencadeado pelo HPV, mas dados recentes mostram que o stress oxidativo desempenha um papel no CaCx. O desequilíbrio entre os pró-oxidantes e os antioxidantes e os pró-oxidantes é designado por stress oxidativo (Cork *et al.*, 2004). Existem provas de que as espécies reactivas de oxigénio (ROS) estão envolvidas no início e na progressão da carcinogénese (Cork *et al.*, 2004). As ERO podem danificar os genes supressores de tumores ou as defesas imunológicas do nosso organismo. As ROS podem desencadear a peroxidação lipídica e danos no ADN, conduzindo a mutagénese, carcinogénese e morte celular se o potencial antioxidante for insuficiente (Manju *et al.*, 2002). Os danos oxidativos nas proteínas conduzem à formação de malondialdeído (MDA), que pode levar à carcinogénese (Dalle-Donne *et al.* 2008; Manoharan *et al.*, 2004; Nair *et al.*, 2007; Panayiotidis *et al.*, 2008). Foi detectado um aumento da peroxidação lipídica em doentes com cancro da laringe e da cavidade oral (Samir *et al.*, 1994). Foi detectado um aumento da peroxidação lipídica e uma diminuição das actividades antioxidantes em doentes com linfomas malignos (Abou-Seif *et al.*, 2000). O aumento da peroxidação lipídica nos eritrócitos e uma diminuição simultânea dos antioxidantes também foram relatados em doentes com cancro gástrico (Arivazhagan *et al.*, 1997). O aumento do MDA com alterações hematológicas também foi encontrado no cancro da mama (Nath *et al.*, 2014). Estes estudos sugerem que existe uma ligação entre o MDA e o cancro do colo do útero. As alterações dos parâmetros hematológicos, como os eritrócitos, os leucócitos e a hemoglobina, são importantes no contexto dos doentes com cancro. Os parâmetros hematológicos apresentam um padrão significativo com ligeiras variações à medida que a doença progride (Nath *et al.*, 2014). As alterações dos parâmetros sanguíneos podem ajudar-nos a desenvolver uma melhor gestão farmacológica da doença. O MDA elevado é responsável pelo stress oxidativo. Se o nível de MDA continuar a aumentar, é atingido um nível crítico em que as células são expostas a um stress oxidativo permanente. Isto pode levar à instabilidade genómica e à adaptação das células ao stress oxidativo, o que, por sua vez, pode favorecer o desenvolvimento de malignidade. A avaliação do stress oxidativo e das doenças hematológicas pode contribuir significativamente para o planeamento de um tratamento adequado e para a melhoria da qualidade de vida dos doentes (Domika *et al.*, 2013).

ESTUDOS DE COAGULAÇÃO

Tempo de tromboplastina parcial (PTT)

O tempo de tromboplastina parcial (PTT) ou tempo de tromboplastina parcial activada (APTT) é um exame laboratorial que caracteriza a coagulação do sangue. É utilizado para detetar anomalias na coagulação sanguínea e para monitorizar os efeitos do tratamento com o anticoagulante heparina. O PTT é um indicador de desempenho da eficácia das vias de coagulação intrínseca e comum. É utilizado em conjunto com o tempo de protrombina (TP), que mede a atividade da via extrínseca.

O intervalo de referência típico do PTT situa-se entre 24 e 37 segundos, dependendo do reagente utilizado. Um encurtamento do PTT é considerado de pouca relevância clínica, mas alguns estudos indicam que pode aumentar o risco de tromboembolismo (Korte *et al.*, 2000). Os tempos normais de PTT requerem a presença dos seguintes factores de coagulação: I, II, V, VIII, IX, X, XI e XII. Uma deficiência dos factores VII ou XIII não pode ser detectada com o teste PTT. O TTPA está aumentado em caso de deficiência hereditária ou adquirida de factores intrínsecos < 40 % (fator VIII: proteína C, fator IX, fator XI, fator XII, vWf), anticoagulantes lúpicos ou inibidores específicos dos factores intrínsecos da coagulação.

Um APTT prolongado pode ser uma indicação de que:

- Tratamento com heparina, um medicamento para diluir o sangue.

- Um fator ou factores de coagulação em falta, deficientes ou defeituosos (por exemplo, hemofilia)
- Doenças do fígado (uma vez que muitos factores de coagulação são formados no fígado).
- Anticorpos antifosfolípidos (anticoagulante lúpico).
- Sépsis em consequência do consumo de factores de coagulação.
- Presença de anticorpos contra factores de coagulação (inibidores de factores)
- Doença hepática
- Coagulação intravascular disseminada (CID)

Para distinguir as causas acima referidas, são efectuados testes de mistura em que o plasma do doente (inicialmente numa diluição de 50:50) é misturado com plasma normal. Se a anomalia não desaparecer, diz-se que a amostra contém um "inibidor" (heparina, anticorpos antifosfolípidos ou inibidores específicos dos factores de coagulação), ao passo que, se ocorrer, é mais provável que se trate de uma deficiência de factores. Uma deficiência dos factores VIII, IX, XI e XII e, raramente, do fator de von Willebrand, pode levar a uma
PTT.

O teste PTT faz parte do exame para detetar um distúrbio hemorrágico, como a hemofilia ou a doença de von Willebrand. Os sintomas de um distúrbio hemorrágico podem incluir nódoas negras fáceis, hemorragias nasais, hemorragia excessiva após procedimentos dentários, sangramento das gengivas, hemorragia menstrual intensa, sangue na urina ou articulações inchadas ou dolorosas. Mesmo que não haja sintomas, os médicos podem usar o teste para garantir que a capacidade de coagulação é normal antes de um paciente ser submetido a um procedimento importante, como uma cirurgia. O teste PTT é particularmente útil para monitorizar o efeito do medicamento heparina, que afina o sangue. Os anticoagulantes são frequentemente administrados para prevenir coágulos em doentes que sofreram um ataque cardíaco ou um acidente vascular cerebral ou que têm uma válvula cardíaca artificial. Como a dosagem é crítica, deve ser administrada uma quantidade suficiente de medicamento para evitar coágulos perigosos, mas não tanto que cause hemorragia excessiva. É essencial monitorizar de perto os doentes utilizando o teste PTT. Em muitos casos, o teste PTT é realizado em conjunto com um teste de tempo de protrombina (TP) para dar aos médicos uma imagem mais completa da função do fator de coagulação.

TEMPO DE PROTROMBINA (PT)

O tempo de protrombina (TP) e o rácio normalizado internacional (INR) dele derivado são testes para avaliar a via extrínseca da coagulação. São utilizados para determinar a tendência de coagulação do sangue, para medir a dosagem de varfarina, a lesão hepática e o estado da vitamina K. O TP mede os factores I (fibrinogénio), II (protrombina), V, VII e X. É utilizado em conjunto com o tempo de tromboplastina parcial activada (APTT), que mede a via intrínseca e a via comum. O intervalo de referência para o tempo de protrombina depende do método de análise utilizado, mas é normalmente de 12-13 segundos (dependendo do intervalo de referência do laboratório) e o INR na ausência de terapêutica anticoagulante é de 0,8-1,2. O intervalo alvo para o INR quando se utilizam anticoagulantes (varfarina) é de 2 a 3. Em alguns casos em que se considera necessária uma anticoagulação mais intensiva, o intervalo alvo pode atingir 2,53,5, dependendo da indicação para anticoagulação.

O TP é uma determinação funcional da via extrínseca (fator tecidular) da coagulação sanguínea e é extremamente sensível aos factores de coagulação dependentes da vitamina K (factores II, VII e X). O fator tecidular (fator III) é uma proteína transmembranar que se encontra amplamente distribuída nas células de origem não vascular e que ativa o fator VII no início da via extrínseca da coagulação. Um mecanismo em cascata leva à produção de fibrina e à formação do coágulo. O TP é um teste laboratorial amplamente utilizado para a deteção de defeitos de coagulação hereditários ou adquiridos associados à via extrínseca da coagulação.

MODELOS DE REQUISITOS PARA APTT E PT:

O plasma citratado pobre em plaquetas é utilizado para o TP e o TTPA. A qualidade da amostra de sangue é o fator mais importante para um resultado preciso do TP/INR. Deve ser efectuada uma punção venosa não traumática, em que a amostra de sangue é colhida com o anticoagulante correto na concentração correcta. Para evitar a contaminação com tromboplastina tecidular, os tubos de amostra para o TP devem ser colhidos em último lugar se forem colhidos vários tubos de sangue. [0000]O TP deve ser efectuado no prazo de 24 horas após a colheita da amostra, se o tubo de amostra não aberto, centrifugado ou não centrifugado, for armazenado no frigorífico (2 C - 4 C) ou à temperatura ambiente (18 C - 24 C). [00]O plasma congelado armazenado a -20 C pode ser utilizado no prazo de duas semanas ou o plasma armazenado a -70 C pode ser utilizado no prazo de 6 meses se a amostra de sangue for corretamente centrifugada para remover todas as plaquetas e congelada imediatamente. [9]O plasma pobre em plaquetas (contagem de plaquetas <10 X 10 /L) deve ser preparado centrifugando o tubo de amostra selado a 1500 g durante pelo menos 15 minutos à temperatura ambiente.

PT PROCEDIMENTO DE ENSAIO:

O TP é efectuado com plasma pobre em plaquetas, preparado a partir de sangue colhido em anticoagulante citrato. °Durante o TP, uma alíquota do plasma é incubada a 37 C com um reagente que contém um extrato de proteína fosfolípida de tecido (tromboplastina).

Em seguida, adiciona-se CaCl2 e mede-se o tempo necessário para a formação do coágulo utilizando uma das várias técnicas (foto-ótica, eletromecânica). O resultado é dado em segundos (tempo de protrombina). O TP depende fundamentalmente das propriedades da tromboplastina utilizada no teste. A tromboplastina é constituída por fator tecidular e fosfolípido, ambos necessários para a ativação do fator X pelo fator VII. As várias preparações de tromboplastina diferem consideravelmente na sua capacidade de iniciar a coagulação na presença de factores de coagulação reduzidos. Por exemplo, as tromboplastinas "reactivas" provocam uma ativação menos rápida do fator X pelo fator VII do que as tromboplastinas "não reactivas", o que leva a um prolongamento relativamente maior do TP na presença de uma diminuição dos factores de coagulação dependentes da vitamina K. O resultado do TP é também influenciado pelo dispositivo utilizado para o teste, pelo padrão plasmático, pelas intcracções medicamentosas e alimentares e por outros factores.

FISIOPATOLOGIA DA PTT

1. O PTT é um teste de uma só etapa.

2. O teste PTT tem a mesma função que o teste APTT, mas o teste APTT é mais sensível.

3. O PTT demonstra a deficiência da via intrínseca do sistema de tromboplastina.

4. Os PTT também detectam defeitos na via de sinalização extrínseca.

5. Rastreio PTT da via intrínseca e teste da adequação dos factores XII, XI, IX e VIII.

RESULTADO ANORMALMENTE ELEVADO

Um valor anormalmente elevado de PTT é encontrado em;

1. Cirrose

2. Coagulopatia intravascular disseminada (CID)

3. Deficiência do fator XII

4. Hemofilia A e B

5. Hipofibrinogenaemia

6. Malabsorção

7. Doença de Von Willebrand

8. Cancro

A COMPREENSÃO DA SITUAÇÃO INTERNACIONAL NORMALIZA O RÁCIO (INR).

O rácio normalizado internacional (INR) foi introduzido pela Organização Mundial de Saúde (OMS) no início da década de 1980 como forma de normalizar os resultados do TP. Uma vez que existe uma relação linear entre os logaritmos dos rácios do TP obtidos com diferentes extractos de cérebro humano e de coelho, foi desenvolvido um sistema de calibração para relacionar cada rácio do TP com um padrão da OMS. Foi desenvolvido um sistema de calibração para relacionar cada rácio PT com um padrão da OMS. Para este efeito, foi determinado um lote muito sensível de extrato de cérebro humano como primeira preparação de referência internacional (PIR) e foi desenvolvido um fator de correção (índice de sensibilidade internacional, ISI) para correlacionar a sensibilidade das preparações comerciais de tromboplastina com a PIR. Por definição, o ISI da primeira PIR era 1,0. Foi introduzido um termo adicional, o INR, para comparar uma medição específica do rácio de protrombina com a PIR.

O valor INR corresponde, portanto, ao tempo de protrombina que teria resultado se a PIR tivesse sido utilizada como reagente para o teste. As tromboplastinas "reactivas" têm um ISI mais baixo e dão tempos de protrombina mais longos do que as tromboplastinas "não reactivas". Um ISI baixo é uma caraterística desejável do reagente. Quando se utiliza um reagente com um ISI baixo, a precisão analítica do tempo de protrombina aumenta, há uma melhor discriminação entre doentes normais e doentes tratados com varfarina, e há um intervalo terapêutico mais alargado que permite aos médicos afinar a dose de anticoagulação. Estudos recentes demonstraram que o ISI das tromboplastinas utilizadas nos Estados Unidos varia entre 0,8 e 2,24. Os fornecedores comerciais de preparações de tromboplastina especificam o ISI em cada lote de reagente. Se o ISI for conhecido, o INR pode ser facilmente calculado utilizando a seguinte fórmula: Para tal, é necessário determinar o TP normal médio (geométrico) a partir de, pelo menos, 20 amostras de plasma fresco de indivíduos saudáveis.

Rácio normalizado internacional = INR

Definição: É o rácio entre o tempo de protrombina (TP) do doente e o tempo médio normal do TP, acrescido da potência do índice de sensibilidade internacional.

INDICAÇÕES

1. Isto é feito durante os controlos de saúde de rotina.
2. Avaliar se o estado de saúde está a melhorar ou a deteriorar-se.
3. Avaliação ou medição do êxito ou do fracasso de um medicamento ou de um plano de tratamento.

OBJECTIVO DA AUDITORIA (INR)

Isto é feito para avaliar as seguintes condições:

1. Síndrome antifosfolipídica

2. Flutter atrial

3. Substituição da válvula cardíaca (prótese).

4. Alguns casos de insuficiência cardíaca (cardiomiopatia).

5. Trombofilia.

6. Tromboembolismo venoso.

INR normal

O resultado do teste INR é dado sob a forma de um número. INR = 1 corresponde ao tempo de coagulação normal. INR = 2 significa o dobro do tempo de coagulação normal.

O valor normal do INR é de 1,0 a 1,5. Os valores críticos são > 5,5. Espera-se um valor de INR de 2,0 a 3,0 para os doentes com TVP tratados com varfarina. A Tabela 1 mostra os valores de INR necessários para várias doenças.

Tabela 1: Valor INR necessário para várias doenças

Disease	Required INR Value
Atrial fibrillation	2.0 to 3.0
Prosthetic valve prophylaxis	3.0 to 4.0
Pulmonary embolism	2.5 to 3.5
Orthopaedic surgery	2.0 to 3.0
Deep vein thrombosis	2.0 to 3.0
Deep vein thrombosis prophylaxis	1.5 to 2.0

TESTE DO TEMPO DE TROMBOPLASTINA PARCIAL ACTIVADA
DESCRIÇÃO DO TESTE

O APTT é uma determinação funcional da via intrínseca da coagulação (factores XII, XI, IX, VIII, V, II, I, pré-calicreína, cininogénio de elevado peso molecular). Esta via é iniciada pela interação do fator XII com uma superfície carregada negativamente. Um mecanismo em cascata leva à produção de fibrina e à formação do coágulo. O aPTT é utilizado para detetar anomalias congénitas e adquiridas da via intrínseca da coagulação e para monitorizar doentes a receber heparina.

VALORES NORMAIS E LIMITES CRÍTICOS

Os valores normais são de 24 a 37 segundos, consoante o método utilizado. Estatisticamente, o APTT está ligeiramente prolongado nos jovens e ligeiramente encurtado nos idosos. Os bebés prematuros têm valores de APTT prolongados, que voltam a normalizar aos 6 meses de idade. No entanto, os valores normais específicos para cada idade não são atualmente utilizados no tratamento dos doentes.

APLICAÇÃO CLÍNICA

O TP e o TTPA são os testes básicos do sistema de coagulação. As aplicações clínicas mais importantes do TTPA incluem
(1)　A deteção de deficiências ou defeitos hereditários ou adquiridos nos factores de coagulação intrínsecos e comuns (factores XII, XI, IX, VIII, pré-calicreína, cininogénio de elevado peso molecular).
(2)　Monitorização da terapêutica com anticoagulantes de heparina.
(3)　A deteção de anticoagulantes (por exemplo, anticoagulante lúpico).
(4)　Para monitorizar a terapêutica de substituição de factores de coagulação em doentes com hemofilia.

COAGULAÇÃO E CANCRO DO COLO DO ÚTERO

DESENVOLVIMENTO

A história de uma ligação conhecida entre a coagulação sanguínea e o cancro remonta a 1865, quando Armand Trousseau observou que os doentes com tromboembolismo venoso idiopático tinham frequentemente um cancro oculto e vice-versa (Phlegmasia , 1865). Só recentemente é que esta relação se tornou mais clara. Anteriormente, os investigadores centravam-se na forma como os tumores activam a coagulação sanguínea e como esta pode ser ultrapassada. No entanto, o mecanismo subjacente através do qual os factores de coagulação promovem o crescimento, a invasão, a metástase e a angiogénese das células tumorais tornou-se um tema quente na investigação do cancro.

Foram investigados alguns factores de coagulação que desempenham um papel na progressão dos tumores (Sampson e Kakkar, 2002). Entre as interacções mais frequentemente registadas entre as proteínas da coagulação e o cancro contam-se o fator III (fator tecidular; TF) (Rickles *et al.*, 1992), o fator TF VIIa (Naschitz *et al.*, 1993; Zacharski *et al*, 1993), o fator Xa (Schmeidler-Sapiro Naschitz *et al.*, 1991), o fator IIa (trombina), os receptores do fator II (também conhecidos como receptores activados pela pró-ase (PARs)) (Borgono e Diamandis, 2004) e o fator XIIIa e o fator Ia (fibrina) (Xi Z *et al.*, 2004). Duas cascatas, uma intrínseca e outra extrínseca, conduzem à formação de um coágulo de fibrina. Embora sejam despoletadas por eventos diferentes, as duas cascatas convergem para uma via comum que envolve trombina, PARs e fibrina, levando à formação do coágulo. A cascata intrínseca, que é desencadeada pelo contacto entre o sangue e a superfície exposta das células endoteliais, requer os factores de coagulação VIII, IX, XI e XII. São também necessárias as proteínas pré-calicreína e cininogénio de elevado peso molecular, Ca2+ e os fosfolípidos segregados pelas plaquetas. A cascata de coagulação extrínseca é iniciada no local da lesão em resposta à libertação do fator tecidular (FT). O fator X ativado é o local para onde convergem as cascatas de coagulação intrínseca e extrínseca. O FT e o fator VIIa contribuem para a cascata extrínseca e, possivelmente, para o desenvolvimento do cancro. Outros factores da via intrínseca, como os factores XI e XII, ainda não foram diretamente associados à carcinogénese. A nossa análise recente do perfil de expressão genética do COE revelou níveis elevados de transcrições dos factores XI e XII no peritoneu de doentes com cancro epitelial do ovário (COE) (Wang *et al.*, 2005). Estes resultados sugerem que a cascata intrínseca pode promover a metástase de células de cancro do ovário na cavidade peritoneal. O inibidor de serina-proteinase D1 (SERPIND1), que inibe a plasmina, a calicreína tecidular e o fator XIa, também se encontra desregulado (Wang *et al.*, 2005). As cascatas de coagulação do sangue podem ser activadas em doentes com cancro por vários mecanismos e em graus variáveis. As alterações vão desde anomalias subtis nos testes laboratoriais até tromboses clinicamente visíveis e coagulação intravascular disseminada (Yousef *et al.*, 2003). Até 50 % de todos os doentes com cancro e 90 % dos doentes com metástases apresentam anomalias hemostáticas (Yousef *et al.*, 2003). Estas anomalias podem refletir-se no predomínio da via pró-coaguladora associada às células tumorais, que conduz à produção de trombina e à hipercoagulação. Foram feitas observações semelhantes utilizando células de cancro do ovário *in vitro* para o processo de coagulação. As células do cancro do ovário também podem exprimir TFs e outros componentes da coagulação que geram localmente trombina, como demonstrado pela conversão de fibrinogénio em fibrina (Yousef *et al.*, 2003). A fibrina foi encontrada nas CE e na superfície das células e nódulos do tumor do ovário (Yousef et al., 2003). A ativação da coagulação na malignidade pode ser desencadeada por mecanismos directos ou indirectos. A ativação direta da coagulação pela indução de trombina pode ocorrer através da atividade de procoagulação das células tumorais, enquanto a ativação indireta pode ocorrer através da produção de citocinas associadas ao tumor que desencadeiam a produção de TF pelos macrófagos do hospedeiro (MAs) ou pelas CEs. Os componentes da via de coagulação podem contribuir para a proliferação, invasão e metástase das células tumorais (Sampson e Kakkar, 2003), embora estas alterações possam também ser uma consequência da doença avançada (Diamandis *et al.*, 2003).

A trombose é uma complicação que ocorre frequentemente em doentes com cancro. Estudos demonstraram que cerca de 20 % da carga total de trombose venosa se deve ao cancro (Sousou e Khorana, 2009). A relação entre o cancro e a hemostase está bem estabelecida. Uma doença maligna provoca geralmente alterações fisiológicas que conduzem a uma deterioração do estado hemostático. O crescimento tumoral, a angiogénese, as metástases e a ativação da coagulação são frequentemente acompanhados pela ativação do sistema fibrinolítico. O D-dímero é um produto de degradação do fibrinogénio e da fibrina reticulada que aparece no sangue e assinala a ativação da hemostase e da fibrinólise. São frequentemente observados dímeros D elevados em doentes com suspeita de eventos tromboembólicos venosos (TEV) (Sood, 2009) e em doentes com outras condições clínicas, como a gravidez, a cirurgia, a sépsis e a doença crítica (Sumney e Whiteman, 2010). Há cada vez mais provas de que a cascata da coagulação também pode ser desencadeada por eventos oncogénicos, conduzindo a um ambiente pró-trombótico (Lee A.Y., 2006). É importante referir que a atividade hemostática relacionada com o cancro não só desencadeia o aumento de eventos tromboembólicos, como também se demonstrou que promove o crescimento tumoral e a disseminação de células cancerígenas (Amirkhosravi *et al.*, 2007). Nos doentes com cancro, a quimioterapia, os internamentos hospitalares prolongados e a progressão do próprio tumor contribuem para níveis elevados de D-dímero. Presume-se geralmente que tanto os tumores estão envolvidos nestes processos através da produção de factores promotores da coagulação como o hospedeiro através da sua resposta inflamatória (Dvorak, 1987). Verificou-se que níveis elevados de D-dímero estão associados a uma menor sobrevivência em doentes com doenças malignas como o cancro do pulmão (Komurcuoglu *et al.*, 2011; Tas *et al.*, 2013), o cancro da mama (Batschauer, 2010), o cancro colorrectal (Yamamoto *et al.*, 2012) e o cancro do ovário (Tas *et al.*, 2013). No entanto, a maioria dos estudos centrou-se no papel dos D-dímeros plasmáticos em doentes com cancro em fase inicial operável, ao passo que foram relativamente poucos os estudos que investigaram a hipercoagulabilidade em doentes com cancro avançado.

HEMOGRAMA COMPLETO (FBC) OU HEMOGRAMA COMPLETO (CBC)

É uma análise de sangue geral que analisa os três principais tipos de células do sangue: glóbulos vermelhos, glóbulos brancos e plaquetas.

O CBC inclui.

- Contagem de eritrócitos
- Hemoglobina.
- Hematócrito.
- Índices RBC

  - Volume corpuscular médio (VCM)
  - Hemoglobina corpuscular média (HCM)
  - Concentração média de hemoglobina corpuscular (MCHC)
  - Largura de distribuição dos glóbulos vermelhos (RDW)

- A contagem sanguínea diferencial dos glóbulos brancos inclui.

  - Contagem de neutrófilos.
  - Linfócitos.
  - Monócitos.
  - Eosinófilos.
  - Basófilo.

- Estudo de esfregaços de sangue periférico.
- Contagem de plaquetas no sangue.

NORMAL

TLC é a contagem total de leucócitos 4.100-10900 x10 /l^9

O DLC é a contagem das diferenças.

VALORES NORMAIS

- Neutrófilos = 48 % a 77 %
- Linfócitos = 10 % a 40 %
- Eosinófilos = 0,3 % a 7 %
- Monócitos = 0,6 % a 9,6 %
- Basófilos = 0,3 a 1 %
- Trombócitos = 140.000 a 400.000 (x 10^9/l)

CONCENTRAÇÃO DE HEMOGLOBINA

Normal

- Homem 14 a 18 g /100 ml
- Feminino 12 a 16 g/ 100 ml

GLÓBULOS VERMELHOS:

O hemograma mede o número de glóbulos vermelhos, a hemoglobina (a proteína que transporta o oxigénio) e o volume médio dos glóbulos vermelhos, fornecendo informações sobre os glóbulos vermelhos que transportam o oxigénio dos pulmões para o resto do corpo. Essas medições são feitas em geral para detetar anemia, uma doença comum que ocorre quando o corpo não tem hemácias suficientes.

PLACAS:

As plaquetas, as células sanguíneas mais pequenas, desempenham um papel importante na coagulação do sangue e na prevenção de hemorragias. Se um vaso sanguíneo for danificado ou cortado, as plaquetas juntam-se e bloqueiam o orifício até o sangue coagular. Se o número de plaquetas for demasiado baixo, existe o risco de hemorragia em todas as partes do corpo.

O hemograma pode também detetar perdas de sangue, anomalias na produção ou destruição de células sanguíneas, infecções agudas e crónicas, alergias e problemas de coagulação do sangue.

INDICAÇÕES

1. É um teste de rastreio geral que fornece enormes informações sobre o

sistema hematológico e outros sistemas orgânicos.

2. É feita uma distinção entre infecções agudas e crónicas.

3. Ele diagnostica e especifica a anemia.

4. Qualquer tipo de leucemia pode ser diagnosticado.
5. Estes são simples, económicos e rápidos de implementar.
6. Detectará qualquer anomalia na contagem de plaquetas.

HEMOGLOBINA E HEMATÓCRITO NO COLO DO ÚTERO

CÂNCER

A hemoglobina e o hematócrito são utilizados por rotina no diagnóstico da anemia e da policitemia no cancro do colo do útero. A contagem de glóbulos brancos e de plaquetas tem-se revelado útil na avaliação da septicemia no cancro do colo do útero e do estado hemostático do CaCx (Noguera *et al.,* 1999). Está agora bem estabelecido que os parâmetros hematológicos no cancro do colo do útero diferem dos parâmetros dos adultos normais. A contagem média de eritrócitos foi comparativamente mais baixa em doentes com CaCx do que em pessoas normais. [9]Em indivíduos saudáveis, a contagem média de glóbulos vermelhos era de 4,36 ± 0,32 x 109/1 e em doentes com CaCx era de 3,30 ± 0,49 x10 /l, o que era significativamente mais baixo. A diminuição da contagem de células hematopoiéticas mostrou um padrão ascendente claro nos diferentes graus. A anemia, definida como uma concentração de hematócrito (Hct) ou de hemoglobina (Hgb) >2 DP abaixo da média da idade, pode dever-se a três causas gerais: Perda de sangue, aumento da destruição de eritrócitos ou diminuição da produção de eritrócitos. O efeito fisiológico mais importante da anemia é a redução do fornecimento de oxigénio aos tecidos. A anemia é definida como Hct <35% numa mulher adulta de estatura normal (William, 2004).

NÚMERO DE GLÓBULOS BRANCOS:

A contagem de leucócitos mede o número de glóbulos brancos (também conhecidos como leucócitos) no sangue. O teste diferencial de leucócitos mede o número relativo de diferentes tipos de leucócitos no sangue. Os leucócitos, que ajudam o corpo a combater infecções, são maiores que os glóbulos vermelhos e existem em muito menor número na corrente sanguínea. Um número anormal de leucócitos pode indicar uma infeção, inflamação ou outro stress no corpo. Por exemplo, uma infeção bacteriana pode fazer com que o número de leucócitos aumente ou diminua drasticamente.

PUBLICIDADE

1. Este é o teste de rotina no hemograma.

2. Isto permite distinguir entre uma infeção aguda e uma infeção crónica.

3. É utilizado para diagnosticar a leucemia.

4. Este teste é efectuado como um exame de acompanhamento para pacientes que recebem quimioterapia.

5. Isto ajudará os doentes com alergias.

A contagem absoluta de glóbulos brancos (WBC), obtida a partir do hemograma, tem sido historicamente utilizada como um marcador de infeção e inflamação. É uma ferramenta amplamente disponível para os médicos determinarem a presença de infeção e monitorizarem a resposta do doente ao tratamento, por exemplo, com antibióticos. No entanto, o papel da contagem de leucócitos vai para além da avaliação de processos infecciosos e tornou-se uma importante medida de prognóstico dos resultados do tratamento do cancro. Os processos inflamatórios envolvidos no desenvolvimento e na progressão do cancro reflectem-se, em parte, nas anomalias da contagem de leucócitos. A contagem de glóbulos brancos, que é utilizada por rotina para detetar infecções bacterianas em crianças e adultos, também é suscetível de ser importante no cancro do colo do útero (Xanthou, 1970). Nas doentes com cancro do colo do útero, a contagem de leucócitos era de $7,25 \pm 1,0$ x 109/1, enquanto nas doentes com CaCx era de $10,65 \pm 1,8$ x 109/1. A contagem de leucócitos é mais elevada nas doentes, mas sem um padrão claro.

OS GLÓBULOS BRANCOS OU LEUCÓCITOS SÃO DIVIDIDOS

EM: GRANULOCYTIC SERIES.

Estas células contêm grânulos no seu citoplasma. Devido à presença de um núcleo multilobulado, são também conhecidos como leucócitos polimorfonucleares (polys ou PMN). Estes pertencem aos seguintes tipos: Neutrófilos, eosinófilos e basófilos.

SÉRIE AGRANULOCÍTICA

Não possuem grânulos no seu citoplasma. São também conhecidas como células mononucleares. São elas: Linfócitos e monócitos.

2. Os policitos e os linfócitos constituem 75 % a 90 % da contagem total de leucócitos.

3. O tempo de vida total dos leucócitos é de 13 a 20 dias. São produzidos em 7 a 14 dias e o seu tempo de vida no sangue periférico é de apenas 6 horas.

4. A principal função dos leucócitos é conferir imunidade, combatendo as infecções e reagindo a corpos estranhos. Estão envolvidos na fagocitose, ou seja, na morte e digestão de bactérias.

5. Os eosinófilos estão envolvidos na reação alérgica.

6. Os basófilos são mastócitos do sangue periférico que também são ricos em grânulos de histamina e desempenham um papel nas reacções alérgicas.

7. Existem dois tipos de linfócitos: 1. linfócitos B, que produzem imunidade dependente de anticorpos.

8. Os linfócitos T fornecem imunidade mediada por células. Os seus subtipos são

     1. T - célula citotóxica. (T - killer).

     2. T - Célula supressora.

     3. T - Célula auxiliar.

     4. A principal função das células T é combater as infecções bacterianas e virais crónicas.

9. As células monocíticas também têm a propriedade de fagocitose. Podem matar as bactérias e remover os detritos. Os monócitos produzem interferão e têm um tempo de vida mais longo do que os neutrófilos.

NORMAL

- [9]Adultos e crianças = 5000 a 10.000 (x10 /l)

- [9]Criança com menos de 2 anos = 6200 a 17.000 (x10 /l)

- [9]Recém-nascidos = 9000 a 30.000 (x10 /l)

AUMENTO DA CONTAGEM DE LEUCÓCITOS (LEUCOCITOSE).

[9]A contagem é superior a 11.000 (x10 /l). As infecções, especialmente as infecções bacterianas agudas, aumentam a contagem de leucócitos, os traumatismos e o stress, as hemorragias, a desidratação, a terapia com esteróides, a inflamação, a elevação das hormonas da tiroide, a leucemia ou outros processos mieloproliferativos, o cancro do colo do útero e outras doenças malignas podem aumentar a contagem de leucócitos.

REDUÇÃO DA CONTAGEM DE LEUCÓCITOS (LEUCOPÉNIA).

Na febre tifoide, podem ocorrer contagens inferiores a 4000/cm, toxicidade de medicamentos que causam depressão da medula óssea, medicamentos citotóxicos, insuficiência da medula óssea, infecções graves, infiltração da medula óssea por tumores ou mielofibrose, deficiências nutricionais como a vitamina B12 e a deficiência de ferro, hiperesplenismo, doenças auto-imunes e baixa CPT.

A CONTAGEM DIFERENCIAL DOS GLÓBULOS BRANCOS NO SANGUE.

Contagem de neutrófilos, linfócitos, monócitos, eosinófilos, basófilos, esfregaços de sangue periférico e contagem de plaquetas.

NORMAL

[9]TLC é a contagem total de leucócitos 4.100 -10900 (x10 /l)

VALORES NORMAIS:

1. Neutrófilos = 48 % a 77 %

2. Linfócitos = 10 % a 40 %

3. Eosinófilos = 0,3 % a 7 %

4. Monócitos = 0,6 % a 9,6 %

5. Basófilos = 0,3 % a 1 %

6. [9]Trombócitos = 140.000 a 400.000 (x10 /l)

CONCENTRAÇÃO DE HEMOGLOBINA.

Normal

-Masculino 14 a 18 g /100 ml

-Feminino 12 a 16 g/ 100 ml

ESR é a taxa de sedimentação de eritrócitos.

OS NEUTRÓFILOS ESTÃO ENVOLVIDOS EM DOENÇAS COMO AS:

Infecções, enfarte do miocárdio, stress, doenças metabólicas e inflamação.

REDUÇÃO DA CONTAGEM DE NEUTRÓFILOS NAS SEGUINTES CONDIÇÕES, ENTRE OUTRAS:

Em caso de radioterapia ou quimioterapia, infecções, hiperesplenismo, deficiência de ácido fólico ou de vitamina B12, doenças do fígado, medicamentos e doenças vasculares do colagénio.

OS EOSINÓFILOS ESTÃO ELEVADOS NAS SEGUINTES DOENÇAS, ENTRE OUTRAS:

Alergia, infestação por parasitas, doenças de pele, doenças neoplásicas como o linfoma de Hodgkin, doenças vasculares do colagénio.

A CONTAGEM DE EOSINÓFILOS ESTÁ AUMENTADA EM DOENÇAS COMO

Síndrome de Cushing e stress.

AUMENTO DOS LINFÓCITOS EM DOENÇAS COMO:

Infecções crónicas, leucemia linfocítica, doenças imunitárias como a colite ulcerosa.

LINFÓCITOS EM CONDIÇÕES TAIS COMO

1. Doença crónica e debilitante.
2. Imunodeficiência.

MONÓCITOS EM CONDIÇÕES COMO

Infecções, doenças vasculares do colagénio, carcinoma, leucemia monocítica, linfoma.

GRANULÓCITOS BASÓFILOS EM DOENÇAS COMO, POR EXEMPLO

Leucemia mieloide crónica, policitemia vera, doença de Hodgkin e algumas anemias.

O NÚMERO DE BASÓFILOS É REDUZIDO NAS SEGUINTES CONDIÇÕES, ENTRE OUTRAS

Hipertiroidismo, stress e ovulação.

WBC PARA O CANCRO DO COLO DO ÚTERO

Nos tumores malignos hematológicos, a contagem de leucócitos é um fator de prognóstico para a evolução clínica, que é tido em conta nos sistemas de prognóstico internacionais. No linfoma de Hodgkin (LH) avançado, por exemplo, o International Prognostic Score (IPS) alerta os especialistas em cancro para piores resultados clínicos em doentes com uma contagem de leucócitos >15 x 109/1 (Hasenclever, 1998). O Mantle Cell Lymphoma International Prognostic Index (MIPI) é outro sistema de prognóstico internacional que associa uma contagem de leucócitos mais elevada a piores resultados clínicos. O MIPI foi validado em várias coortes de base populacional e confirma que uma contagem elevada de glóbulos brancos é um fator de previsão negativo da sobrevivência (Smith *et al.*, 2010; Van de Schans *et al.*, 2010). Para além dos tumores malignos hematológicos, a contagem de leucócitos também tem um valor prognóstico nos tumores sólidos. [9]A leucocitose antes do tratamento, definida como uma contagem de leucócitos >10 x 10 /l, demonstrou ser um fator de prognóstico independente para a sobrevivência em doentes com cancro do colo do útero (Mabuchi et *al.*, (Mabuchi et al., 2011). No cancro do pulmão de células não pequenas (CPNPC), a importância prognóstica da contagem de leucócitos foi investigada em doentes antes de iniciarem o tratamento sistémico e como medida pré-operatória e, em ambos os casos, verificou-se que uma contagem elevada de leucócitos era um fator de previsão significativo da sobrevivência global (SO) e do tempo até à progressão da doença. (Mandrekar *et al.*, 2006; Tibaldi *et al.*, 2008; Tomita *et al.*, 2009). Desenvolvimento de um modelo de previsão de sobrevivência para CPNPC em estado avançado recentemente diagnosticado que inclui a contagem de leucócitos como uma das variáveis. [9]Além disso, os doentes com melanoma metastático que apresentavam uma contagem elevada de leucócitos (>10 x 10 /l) antes do tratamento têm maus resultados clínicos após a bioquimioterapia, tanto em termos de OS (hazard ratio [HR] = 1,7; p=0,0005) como de sobrevivência livre de progressão (PFS) (HR=1,5; p=0,008) (Schmidt *et al.*, 2007). Curiosamente, 143.748 mulheres pós-menopáusicas foram estudadas no âmbito da Women Health Initiative para determinar a associação entre a contagem de células sanguíneas e a incidência e mortalidade por cancro. O estudo concluiu que as mulheres com contagens de leucócitos mais elevadas nesta população apresentavam um risco acrescido de desenvolver cancro invasivo da mama, colorrectal, endometrial e do pulmão, bem como um risco mais elevado de mortalidade por todas as causas de cancro da mama e do pulmão (Margolis *et al.*, 2007). Como biomarcador da inflamação, a contagem de leucócitos é um teste simples para uma avaliação aproximada da inflamação em doentes com cancro.

CONTAGEM ABSOLUTA DE NEUTRÓFILOS

Muitas das células e mediadores envolvidos no desenvolvimento da resposta inflamatória sistémica também se encontram no microambiente tumoral; pensa-se que estes factores promovem o crescimento e a progressão do tumor e prejudicam a atividade antitumoral do hospedeiro, o que torna importante a identificação de marcadores associados à resposta inflamatória ao cancro (Balkwill *et al.*, 2001; Moore *et al.*, 2010). Os neutrófilos desempenham um papel central nesta resposta inflamatória. O significado prognóstico da contagem absoluta de neutrófilos (ANC) tem sido amplamente estudado e há provas de que a contagem de neutrófilos no sangue fornece informações importantes para monitorizar a progressão do cancro, prever potenciais complicações e avaliar a tolerância do doente à terapêutica.

NEUTRÓFILOS NO CANCRO DO COLO DO ÚTERO

A relação entre malignidade e inflamação tem sido amplamente estudada no cancro do colo do útero, em parte porque foi demonstrada uma ligação entre esta neoplasia e a infeção pelo papilomavírus. Num estudo, o número e as funções dos granulócitos neutrófilos foram analisados em controlos saudáveis, doentes com

Foi encontrada uma correlação entre a neutrofilia e um estádio avançado de cancro do colo do útero, bem como uma migração deficiente de neutrófilos no grupo de cancro invasivo (Fernandes *et al.*, 2007). Estes resultados sugerem que os neutrófilos defeituosos estão associados ao desenvolvimento do tumor e a uma resposta imunitária do hospedeiro deficiente. Noutro estudo com doentes com cancro do colo do útero, foi proposto um novo marcador de prognóstico que multiplicava o número de neutrófilos e monócitos antes do tratamento, tendo sido referido que as doentes com um valor elevado apresentavam um mau resultado (Cho *et al.*, 2009). Noutro estudo com 338 doentes com CPNPC em estádio III e IV, foi referido que uma contagem elevada de neutrófilos antes do tratamento ($>4,5 \times 10^9/l$) estava significativamente associada a uma pior OS (p=0,0008) e PFS (p=0,024) (Teramukai *et al.*, 2009). Além disso, o papel do sistema imunitário em doentes que recebem imunoterapia foi investigado utilizando a contagem de neutrófilos periféricos como fator de previsão da resposta ao tratamento e da sobrevivência no carcinoma de células renais metastático e no melanoma de estádio IV, tendo a contagem elevada de neutrófilos sido consistentemente relatada como um fator de prognóstico independente para uma sobrevivência curta.

(Schmidt *et al.*, 2007, Atzpodien *et al.*, 2008; Schmidt *et al.*, 2005). O rácio neutrófilos/linfócitos (NLR) tem demonstrado repetidamente ser um marcador de prognóstico para a sobrevivência em muitos tipos de doenças malignas. Num estudo de doentes com cancro colorrectal (alguns dos quais receberam apenas cuidados paliativos, outros foram submetidos a ressecção cirúrgica e outro grupo recebeu cuidados paliativos cirúrgicos), uma NLR elevada antes do tratamento foi associada a uma sobrevivência mais fraca, mas tal não foi independente do estádio.(Walsh *et al*, 2005) Do mesmo modo, outros estudos confirmaram que uma NLR elevada antes do tratamento era um preditor útil da sobrevivência no cancro da mama (Azab *et al*, 2011), no cancro do ovário (Cho H. *et al*, 2009), no cancro gástrico (Aliustaoglu *et al*, 2010; Ubukata *et al*, 2010; Yamanaka et al., 2007), colorrectal (Ding *et al.*, 2010), pulmão (Sarraf *et al.*, 2010) e cancro do pâncreas (Aliustaoglu *et al.*, 2010; Bhatti , *et al.*, 2010; Garcea *et al.*, 2011) (nestes estudos, o valor de corte da NLR situou-se entre 2,5 e 5,0). No carcinoma hepatocelular, a importância prognóstica da NLR foi avaliada não só no diagnóstico e no pré-operatório, mas também como marcador de recorrência tumoral após o transplante hepático (Bertuzzo *et al.*, 2011; Gomez *et al.*, 2008; Guo *et al.*, 2009; Halazun *et al.*, 2009). Curiosamente, um estudo que avaliou a NLR de doentes com carcinoma hepatocelular irressecável tratados com quimioembolização transarterial indicou que os doentes com uma NLR >3,3 antes do tratamento apresentavam uma pior OS (sobrevivência mediana de oito meses contra 12 meses para os doentes com uma NLR <3,3; p=0,001). No entanto, um aumento da NLR após o tratamento foi associado a um melhor resultado (p=0,006), sugerindo que a quimioembolização transarterial desencadeou uma resposta imunitária antitumoral nestes doentes através da mobilização de células linfóides e mieloides (Huang *et al.*, 2011).

CONTAGEM ABSOLUTA DE LINFÓCITOS

A contagem absoluta de linfócitos (ALC) tem sido estudada em doenças malignas sólidas e hematológicas como um marcador da imunidade antitumoral do hospedeiro. O seu significado prognóstico tem sido investigado em diferentes fases clínicas do cancro, incluindo no momento do diagnóstico, em diferentes fases da quimioterapia ou radioterapia e após o transplante autólogo de células estaminais (ASCT). A ALC demonstrou ser um fator de prognóstico independente para a sobrevivência, independentemente do tipo de cancro, e está incluída em várias pontuações de prognóstico validadas, como a IPS no LH avançado (Hasenclever e Diehl, 1998).

CONTAGEM ABSOLUTA DE LINFÓCITOS AQUANDO DO DIAGNÓSTICO

OU LINFÓCITOS NO CANCRO DO COLO DO ÚTERO

A ALC no momento do diagnóstico pode ser considerada como um biomarcador do estado imunitário na presença de doença maligna. Vários estudos confirmaram a utilidade da ALC na previsão da sobrevivência de doentes com linfoma. Um dos primeiros estudos a investigar o papel prognóstico da ALC no momento do diagnóstico envolveu 228 doentes com linfoma folicular e indicou que a sobrevivência era significativamente melhor em doentes com uma ALC >1 x 109/l em comparação com uma ALC <1 x 109/l no momento do diagnóstico. (Siddiqui *et al.*, 2006) Também no HL41-43 clássico e em doentes com DLBCL a receber quimioterapia, uma contagem de linfócitos mais baixa no momento do diagnóstico está correlacionada com uma OS mais baixa (Kim et al., 2007). Em DLBCL, uma contagem baixa de ALC foi identificada como um fator de prognóstico desfavorável associado a uma pior OS e confirmou-se que fornece informações prognósticas adicionais quando comparada com o Índice de Prognóstico Internacional (IPI),
O valor de ALC é a ferramenta padrão para prever o sucesso do tratamento em DLBCL (Talaulikar *et al.*, 2008 e Wilcox *et al.*, 2011). Também foram registados melhores resultados clínicos em doentes com DLBCL com ALC >1 x 109/l na altura da primeira recaída (Porrata *et al.*, 2009). O estado do sistema imunitário no momento do diagnóstico também foi investigado em doentes com mieloma múltiplo (MM) através da análise da ALC periférica. [9]Numa coorte de 537 doentes com MM recentemente diagnosticado, os doentes com uma ALC >1,4 x 10 /l tiveram uma sobrevivência mais elevada (65 meses) em comparação com os doentes com uma ALC <1,4 x 109/l (26 meses) (Ege H, *et al.*, 2008). Foram comunicados resultados semelhantes utilizando a ALC como marcador de prognóstico em síndromes mielodisplásicas (ALC >1,2 x 109/l, SO mediana de 26,6 meses versus ALC <1,2 x 109/l, SO mediana de 18,5 meses; p<0,001) (Jacobs *et al.*, 2010).

CONTAGEM ABSOLUTA DE MONÓCITOS

Tem sido postulado que os monócitos promovem a progressão do tumor e apoiam a imunidade anti-tumoral do hospedeiro. Além disso, um aumento da contagem de monócitos no sangue periférico é considerado um fator preditivo de um mau prognóstico em doentes com cancro. Sasaki e colegas (Sasaki *et al.*, 2006; Sasaki *et al.*, 2007) investigaram a contagem pré-operatória absoluta de monócitos (AMC) em doentes submetidos a ressecção hepática por carcinoma hepatocelular e em doentes submetidos a cirurgia hepática por metástases colorrectais. Os autores referiram que um valor pré-operatório de AMC >300/mm3 era um indicador prognóstico independente da recorrência do tumor em doentes cirróticos com carcinoma hepatocelular. [99]No estudo de 97 doentes com metástases hepáticas colorrectais, a análise univariada mostrou que os doentes com uma contagem pré-operatória de monócitos >3,0 x 10 /l tinham uma sobrevivência ao cancro a cinco anos inferior à dos doentes com uma contagem de monócitos de <3,0 x 10 /l (p=0,04), mas as taxas de sobrevivência sem doença não diferiram entre os dois grupos (Sasaki *et al.*, 2007). Verificou-se que o aumento da contagem de monócitos pré-operatórios era um fator de prognóstico independente para a sobrevivência relacionada com o cancro numa análise multivariada.

CONCENTRAÇÃO DE HEMOGLOBINA

A anemia é uma doença frequente nos doentes com cancro e, como consequência, os doentes anémicos sofrem de falta de ar, fadiga e energia reduzida, entre outros sintomas. A anemia pode ser causada pela própria doença maligna ou como resultado direto do tratamento, por exemplo, radioterapia ou quimioterapia. Por isso, a concentração de hemoglobina no sangue periférico também tem sido investigada como fator de prognóstico em doenças malignas.

HEMOGLOBINA NO CANCRO DO COLO DO ÚTERO

O papel dos níveis de hemoglobina nos resultados clínicos tem sido amplamente estudado em doenças malignas ginecológicas, como o cancro do colo do útero, do ovário e do endométrio. Em 1989, um estudo retrospetivo de 386 doentes com cancro do colo do útero avançado tratadas com radioterapia concluiu que as doentes anémicas apresentavam um risco mais elevado de insucesso do tratamento durante o mesmo (Girinski *et al.*,

1989). Posteriormente, vários estudos encontraram uma correlação entre os níveis de hemoglobina e a sobrevivência no cancro do colo do útero (Fuso *et al.*, 2005; Obermair *et al.*, 2003; Serkies *et al.*, 2006; Winter *et al.*, 2004). Num estudo retrospetivo de 494 mulheres com cancro do colo do útero localmente avançado, tratadas com cisplatina e radioterapia, foi referido que os níveis baixos de hemoglobina na última fase do tratamento eram preditivos da recorrência da doença e da sobrevivência, enquanto as doentes com um nível de hemoglobina <10,0 g/dL apresentavam uma SLP significativamente inferior (Winter *et al.*, 2004). Este estudo também referiu que os doentes com tumores de grandes dimensões e doença em estádio mais avançado apresentavam níveis de hemoglobina mais baixos no início do tratamento,

o que sugere que a hemoglobina é um fator relacionado com o tumor. Noutros estudos sobre o cancro do colo do útero, foi encontrada uma correlação entre os níveis basais de hemoglobina e uma melhor resposta à quimioterapia (Fuso *et al.*, 2005), bem como uma maior sobrevivência livre de doença e uma maior OS em doentes tratados com radioterapia que tinham um nível basal de hemoglobina *>12* g/dL. Foram descritos resultados semelhantes para outros tumores malignos sólidos, incluindo o cancro do ovário (Gadducci *et al.*, 2003; Munstedt *et al.*, 2003; Obermair *et al.*, 1998; Obermair et *al.*, 2000), o cancro do útero (Metindir *et al.*, 2009, Munstedt *et al.*, 2004; Tamussino *et al.*, 2001), o cancro do esófago (Valencia *et al*, 2006; Rades et al., 2006; Rades *et al.*, 2005; Zhao *et al.*, 2006; Zenda *et al.*, 2008) e cancro do pulmão (Aoe *et al.*, 2005; Berardi *et al.*, 2005; Langendijk *et al.*, 2003; Pradier *et al.*, 2005; Tomita *et al.*, 2008; Xu *et al.*, 2010) referem que um nível baixo de hemoglobina é um indicador de mau prognóstico.

NÚMERO DE PLAQUETAS

A angiogénese é considerada um passo fundamental para o crescimento, a progressão e a metástase dos tumores. O fator de crescimento endotelial vascular (VEGF) é conhecido por ser um potente estimulador da angiogénese e, além disso, foi demonstrado que as plaquetas são uma fonte de VEGF. (Banks *et al.*, 1998) Por conseguinte, os investigadores descobriram uma forte correlação positiva entre a concentração sérica de VEGF e a contagem de plaquetas em doentes com cancro e um pior prognóstico em doentes com concentrações mais elevadas de VEGF sérico por contagem de plaquetas (Kim *et al.*, 2004; O'Byrne *et al.*, 1999).

PLAQUETAS NO CANCRO DO COLO DO ÚTERO

O significado prognóstico da contagem de plaquetas tem sido estudado em várias doenças malignas e fornece informações importantes sobre os resultados clínicos. A trombocitose tem sido associada a um prognóstico desfavorável ou a um estádio avançado da doença em cancros ginecológicos (Ayhan *et al*, 2006, Crasta *et al*, 2010; Gerestein *et al*, 2009; Gungor *et al*, 2009; Munstedt *et al*, 2003; Shimada *et al*, 2004), cancro do esófago (Shimada *et al*, 2004), cancro do estômago (Ikeda *et al*, 2002) e cancro do pulmão (Cox *et al*, 2000; Gonzalez Barcala *et al*, 2010; Pedersen *et al*, 1996; Tomita *et al*, 2008). [99]Na maioria destes estudos, foram utilizados diferentes valores de corte para definir trombocitose (entre 293 x 10 /l e 400 x 10 /l). No entanto, uma contagem elevada de plaquetas foi sempre identificada como um fator de prognóstico negativo. No cancro do pulmão de células não pequenas (NSCLC) ressecado cirurgicamente, uma contagem elevada de plaquetas pré-operatória foi consistentemente associada a uma redução estatisticamente significativa da sobrevivência em comparação com doentes sem trombocitose. As contagens de plaquetas no sangue periférico também foram analisadas em doentes com mesotelioma maligno. Em 1989, Ruffie e colegas (1989) publicaram um dos primeiros estudos a identificar uma contagem de plaquetas de >400 x 109/l como um indicador prognóstico significativo de redução da sobrevivência no mesotelioma (p=0,001 numa análise multivariada; n=328). Estes resultados foram validados em estudos subsequentes que confirmaram que uma contagem elevada de plaquetas é um indicador de um mau resultado clínico (Borasio *et al.*, 2008; Herndon *et al.*, 1998; Steele *et al.*, 2005). Estudos recentes investigaram o papel prognóstico da contagem de plaquetas como um fator de risco adicional a acrescentar ao IPPS (Patnaik *et al.*, 2010) e ao Dynamic International Prognostic Scoring System (DIPSS) (Gangat *et al.*, 2011) para a mielofibrose primária (PMF). [9]Nestes estudos, os investigadores demonstraram que uma contagem de plaquetas <100 x 10 /l era um fator de prognóstico independente para a sobrevivência em doentes com PMF, com um tempo de sobrevivência mediano mais curto quando este fator foi adicionado às pontuações de prognóstico acima referidas. No estudo DIPSS, uma contagem de plaquetas <100 x 109/l foi associada a uma menor sobrevivência tanto no grupo de treino (n=428) como no grupo de teste (n=365). (Gangat *et al.*, 2011). [9]Além disso, todos os 793 doentes foram rastreados quanto à transformação leucémica e a análise identificou uma contagem de plaquetas <100 x 10 /l como um preditor independente da sobrevivência sem leucemia. Por conseguinte, é provável que os futuros modelos de prognóstico para a PMF incorporem a contagem de plaquetas como um importante fator de previsão do resultado clínico.

ÍNDICES PARA O CANCRO DO COLO DO ÚTERO

Os índices de glóbulos vermelhos são parâmetros hematológicos calculados a partir dos valores da contagem de glóbulos vermelhos, da hemoglobina e do hematócrito. Fornecem informações úteis sobre o nível do teor de hemoglobina e o tamanho dos glóbulos vermelhos. São muito úteis para a classificação da anemia (Erhabor e Adias, 2013).

Essa medida faz parte do hemograma ou do hemograma completo. Durante uma doença, podem ocorrer anomalias em todas as células do sangue. O objetivo da realização de um hemograma e do exame de um esfregaço de sangue é detetar alterações quantitativas e qualitativas nas células sanguíneas. A sua deteção ajuda frequentemente no diagnóstico e no tratamento do doente (Bain, 2004).

HEMATÓCRITO OU VOLUME DE CÉLULAS COMPACTADAS (PCV).

Um método alternativo de deteção da anemia consiste em centrifugar um tubo contendo uma alíquota de sangue e medir a proporção da coluna de sangue ocupada pelas células. Atualmente, é efectuada uma medição equivalente com diferentes aparelhos automáticos que utilizam um princípio completamente diferente para obter a mesma informação. Este teste é designado por volume de células compactadas (PCV) ou hematócrito (Hct). Alguns hematologistas utilizam estes dois termos indistintamente, enquanto outros utilizam PCV para uma medição após centrifugação e Hct para uma estimativa efectuada por um dispositivo automático. Esta medida é expressa como uma percentagem decimal em litros/litro (Bain, 2004).

VOLUME CELULAR MÉDIO (MCV).

O volume corpuscular médio (VCM) é o tamanho médio de um glóbulo vermelho e é calculado dividindo o hematócrito (Hct) pelo tamanho dos glóbulos vermelhos. Em doentes com anemia, a medição do VCM facilita a classificação com base no tamanho das células como anemia microcítica (VCM inferior ao normal), anemia normocítica (VCM normal) ou anemia macrocítica (VCM aumentado). O VCM é expresso em femtolitros (fl). [15]O intervalo de referência é de 80-100 fl e 1 femtolitro corresponde a 10 . O VCM é calculado utilizando a seguinte fórmula.

VCM=hematócritox10/contagem de eritrócitos

O valor do VCM é um instrumento valioso para o diagnóstico e a classificação da anemia. Encontra-se elevado nas seguintes doenças: anemia hemolítica (macrocitose), deficiência de vitamina B12, deficiência de ácido fólico, gastrectomia, história de alcoolismo e quando se tomam anticonvulsivantes e sulfasalazina. Observa-se normalmente uma CVM baixa nas seguintes doenças: Cancro gastrointestinal (exame de sangue de fezes guaiaco positivo), anemia em doenças crónicas, talassemia e anemia por deficiência de ferro (Erhabor e Adias, 2013).

HEMOGLOBINA CORPUSCULAR MÉDIA (MCH).

É a quantidade média de hemoglobina (Hb) por glóbulo vermelho e é calculada dividindo a hemoglobina pelo número de glóbulos vermelhos. O valor MCH indica a quantidade absoluta de hemoglobina nos eritrócitos médios de uma amostra. A unidade é o pictograma (pg) por célula. $^{-12}$O intervalo de referência é de 27-31 pg/célula e 1 pictograma (pg) corresponde a 10 . O valor de MCH é calculado a partir da hemoglobina e do número de eritrócitos, de acordo com a seguinte fórmula

MCH (pg) = (Hbx10)/RBC (pictograma/célula).

O valor de MCH é elevado quando os eritrócitos são anormalmente grandes (macrocíticos). Os valores elevados de MCH ocorrem nas seguintes doenças: Anemia associada à deficiência de vitamina B12, anemia hemolítica e anemia por deficiência de ferro. Os valores baixos de MCH ocorrem em doenças em que os eritrócitos são anormalmente pequenos. A MCH baixa é frequentemente observada na anemia por deficiência de ferro e na anemia em doenças crónicas (Erhabor e Adias, 2013).

HEMOGLOBINA CORPUSCULAR MÉDIA CONCENTRADO (MCHC):

A concentração de hemoglobina corpuscular média ou CHCM é uma medida da hemoglobina num determinado volume de glóbulos vermelhos. É a concentração média de hemoglobina por glóbulo vermelho e é calculada dividindo a hemoglobina pelo hematócrito. O intervalo de referência para as análises ao sangue é de 32-36 g/dl. O valor de MCHC é baixo nas seguintes doenças: anemia hipocrómica e anemia microcítica. O valor de MCHC pode ser calculado através da seguinte fórmula.

MCHC=hemoglobina/hematócrito

Um valor normal de MCHC é frequentemente observado na anemia microcítica normocrómica (macrocitose) com hemoglobina ou MCH elevadas. A MCHC está elevada nas seguintes doenças: Hipercromia (esferocitose), esferocitose hereditária, doença falciforme e doença da hemoglobina C homozigótica (Erhabor e Adias, 2013).

LARGURA DA DISTRIBUIÇÃO DE ERITRÓCITOS (RDW).

A largura de distribuição dos glóbulos vermelhos (RDW ou RCDW) é uma medida da variação dos glóbulos vermelhos (RBC). Os eritrócitos normais têm um diâmetro médio de cerca de 6-8 µт. No entanto, certas doenças causam uma variação considerável no tamanho das células. Valores elevados de RDW indicam uma maior variação no tamanho dos glóbulos vermelhos. O intervalo de referência normal para o sangue vermelho humano é de 11-15%. O diagnóstico de anemia é frequentemente efectuado tendo em conta o RDW e outros índices de glóbulos vermelhos, como o volume corpuscular médio (VCM) e o MCH.

O RDW pode ser utilizado para distinguir a anemia de causa mista da anemia de causa única. A deficiência de vitamina B12 conduz a uma anemia macrocítica com um RDW normal. A anemia por deficiência de ferro, por outro lado, apresenta inicialmente uma distribuição diferente do tamanho dos glóbulos vermelhos e está associada a um RDW aumentado. No caso da deficiência mista de ferro e B12, existe normalmente uma mistura de células grandes e pequenas, o que leva a um RDW aumentado. A distribuição dos glóbulos vermelhos é uma expressão numérica que se correlaciona com o grau de anisocitose (variação do volume da população de glóbulos vermelhos). O RDW é útil para distinguir entre talassemia e anemia por deficiência de ferro. O RDW também pode ser útil na monitorização dos resultados da terapêutica com hematina para as anemias ferroprivas ou megaloblásticas. Quando o doente produz novas células de tamanho normal, o RDW aumenta inicialmente, mas depois diminui à medida que a população de células normais ganha a maioria (Erhabor e Adias, 2013).

DIAGNÓSTICO DA ANEMIA

A anemia ocorre quando a concentração de hemoglobina desce abaixo do nível normal para a idade, sexo e ambiente de uma pessoa. Com base nas causas mais comuns, o diagnóstico preliminar a investigar é a anemia moderada (70-100 g/l) e a anemia grave (valores inferiores a 70 g/l) (Cheesbrough, 2005).

INTERVALO DE REFERÊNCIA.

FBC PARAMETERS	REFERENCE RAGE
Hb. (g/dl).	12-15
Packed cell volume (l/l).	36-46
MCV (fl).	80-98
MCH (pg).	27-32
MCHC (g/l).	315-360
Rdw (%).	11-15
WBC ($\times 10^9$/l).	2.6-8.3
Platelet ($\times 10^9$/l).	150-400

(Cheesbrough, 2005; Erhabor e Adias, 2013).

CAPÍTULO 3

MATERIAIS E MÉTODOS

METODOLOGIA

O projeto será realizado com plasma pobre em plaquetas para avaliar os parâmetros hemostáticos e com sangue EDTA para os parâmetros hematológicos, utilizando o analisador automático de contagem sanguínea diferencial completa de 5 partes (Orphee, Suíça). Foram colhidos cinco mililitros de sangue de cada indivíduo por punção venosa limpa e colocados num tubo com EDTA (2,3 mililitros) e num tubo anticoagulante com citrato trissódico (2,7 mililitros). O sangue anticoagulado com citrato trissódico é centrifugado a 1200g-2000g durante 15 minutos. O plasma pobre em plaquetas é separado e colocado num tubo de plástico simples. O plasma citratado é utilizado para os testes PT e APTT (Cheesbrough, 2006) com os kits de teste Diagen PT e APTT (Diagen, Reino Unido).

CONCEPÇÃO DO ESTUDO

O presente estudo é um estudo descritivo de caso-controlo realizado entre mulheres com cancro do colo do útero no Hospital Universitário Usmanu Danfodiyo, em Sokoto.

LOCAL DO ESTUDO E HOSPITAL PARTICIPANTE

O estudo será efectuado no Departamento de Ginecologia/Oncologia do Hospital Universitário Usmanu Danfodiyo, Sokoto, em colaboração com o Departamento de Hematologia e Ciência da Transfusão Sanguínea da Faculdade de Ciências do Laboratório Médico da Universidade Usmanu Danfodiyo, Sokoto. O hospital está situado na área governamental local de Wamakko, na metrópole de Sokoto, e serve o estado anfitrião de Sokoto, bem como os estados vizinhos de Kebbi e Zamfara, incluindo doentes da República do Níger. Funciona como um centro regional de neurocirurgia e oferece serviços especializados como diálise, tomografia computorizada (TAC), ressonância magnética (RM), radioterapia e outros. O hospital emprega um total de 700 pessoas, incluindo médicos, enfermeiros, parteiras, assistentes/técnicos de laboratório, farmacêuticos, radiologistas/radioterapeutas e fisioterapeutas. O hospital universitário tem 500 camas e serve tanto o Estado de acolhimento como os Estados vizinhos de Kebbi e Zamfara. Regista mais de 5.000 visitas de pacientes por mês.

Sokoto é a capital do Estado de Sokoto. Situa-se a uma latitude de 1 3° 3' 490N, a uma longitude de 5° 1 4' 890E e a uma altitude de 272 metros acima do nível do mar. Situa-se no extremo noroeste da Nigéria e faz fronteira com a República do Níger a norte, com o Estado de Kebbi a oeste e sudeste e com Zamfara a leste. [00]A temperatura média anual no Estado de Sokoto é de 28,3 C (82,9 F). [00]No entanto, as temperaturas máximas diárias são inferiores a 40 C (104,0 F) durante a maior parte do ano. [00]Os meses mais quentes são de fevereiro a abril, quando as temperaturas diurnas podem ultrapassar os 45°C. A estação das chuvas dura de junho a outubro, quando ocorrem aguaceiros diariamente. Existem duas estações principais diferentes, uma húmida e outra seca, que diferem entre si. Estima-se que 427.760 pessoas vivam na metrópole de Sokoto (NPC/FGN, 2007). Com base na sua origem, os habitantes autóctones da região são os Hausa e os Fulani, bem como outros grupos como os Gobirawa, Zabarmawa, Kabawa, Adarawa, Arawa, Nupe, Yoruba, Ibos e outros.

Os habitantes da cidade dedicam-se, entre outras actividades, à agricultura, ao comércio e ao comércio, com uma proporção razoável da população a trabalhar nos sectores privado e público (MOI, 2008). A área urbana de Sokoto situa-se na zona árida do Sahel, rodeada por terrenos arenosos e colinas dispersas. A precipitação começa tarde, ou seja, em junho, e termina cedo, ou seja, em setembro, mas por vezes prolonga-se até outubro. A precipitação média anual é de 550 mm, com um pico em agosto. As temperaturas mais elevadas de 45°C durante a estação quente são registadas em março e abril. O Harmattan, uma condição seca, fria e poeirenta, ocorre entre novembro e fevereiro (Udo *et al.*, 1993). A moderna cidade de Sokoto é um importante centro comercial de artesanato em couro e produtos agrícolas (MOI, 2008).

CRITÉRIOS DE ELEGIBILIDADE

CRITÉRIOS DE INCLUSÃO

Todas as mulheres adultas (> 18 anos) com cancro do colo do útero que consentiram e que não estavam a receber terapia anticoagulante (varfarina e heparina) e sulfato ferroso foram consecutivamente recrutadas como sujeitos para este estudo e apresentadas no departamento de ginecologia/oncologia do UDUTH Sokoto.

CRITÉRIOS DE EXCLUSÃO

Todas as mulheres não consentidas, menores de idade (< 18 anos), com antecedentes de cancro do colo do útero e todas as mulheres que estejam a receber terapêutica anticoagulante (varfarina e heparina) e sulfato ferroso serão excluídas da participação neste estudo.

AVALIAÇÃO DA DIMENSÃO DA AMOSTRA

Num estudo anterior realizado no UDUTH sobre a prevalência do cancro do colo do útero em 240 trabalhadoras do sector da saúde, foi encontrada uma prevalência de 5%. O tamanho da amostra para este estudo foi calculado com base na fórmula para calcular o tamanho da amostra para um estudo descritivo numa população inferior a 10 000 pessoas (Kirkwood, 1998) e a prevalência de 5% é calculada a partir da fórmula.) e o cálculo é apresentado no Apêndice 1.

APURAMENTO ÉTICO

A aprovação ética do estudo será obtida junto do Comité de Ética e Investigação do Hospital Universitário Usmanu Danfodiyo de Sokoto.

CONSENTIMENTO APÓS AVISO DE RECEPÇÃO

O consentimento informado dos participantes no estudo foi obtido através de uma declaração de consentimento. Um exemplo de um formulário de consentimento pode ser encontrado em anexo.

PROCESSO DE AMOSTRAGEM

O estudo foi efectuado em amostras de sangue recolhidas nos departamentos de ginecologia/oncologia e radioterapia da UDUTH Sokoto. Todos os indivíduos que preencheram os critérios de inclusão e deram o seu consentimento informado por escrito foram consecutivamente recrutados para o estudo.

RECOLHA DE AMOSTRAS

Foram colhidos dois milímetros (2 ml) de sangue total num tubo de ácido etilenodiamino tetra-acético (K3EDTA) e utilizados para a contagem sanguínea completa (PCV, contagem total de leucócitos e diferencial de glóbulos brancos) no Departamento de Hematologia do UDUTH Sokoto, Nigéria.

Além disso, foram colhidos 2 ml de sangue num tubo de citrato de sódio e o plasma citratado pobre em plaquetas obtido após centrifugação foi utilizado para testes de coagulação (PT e APTT).

RECOLHA DE DADOS

Os dados foram recolhidos através de um questionário de investigação e dos resultados do processo de avaliação comparativa.

TEMPO DE PROTROMBINA (PT).

O princípio do tempo de protrombina

O TP mede o tempo de coagulação do plasma recalcificado na presença de uma concentração óptima de extrato de tecido (tromboplastina) e indica a eficiência global do sistema de coagulação extrínseco. Embora se pensasse inicialmente que o teste media a protrombina, sabe-se agora que depende também das reacções com os factores V, VII e X, bem como da concentração de fibrinogénio do plasma.

PROZEDUR

- Coloca-se 0,1 ml de plasma num tubo de vidro, que é colocado num banho de água, e adiciona-se 0,1 ml de tromboplastina.
- A mistura é aquecida durante 1 a 3 minutos.
- Adiciona-se 0,1 ml de cloreto de cálcio aquecido e liga-se o cronómetro
- O conteúdo do tubo é misturado e o ponto final é registado
- O teste é efectuado com o plasma do doente e o plasma de controlo em duplicado. Algumas tromboplastinas contêm cloreto de cálcio. Neste caso, adiciona-se 0,2 ml de tromboplastina a 0,1 ml de plasma e inicia-se imediatamente a medição.

Valores normais: 11-16 segundos para a maioria das tromboplastinas de coelho e 10-12 segundos para a tromboplastina humana recombinante (Barbara *et al.*, 2012).

[ISI]INR = (PT paciente/PT controlo) ou razão de protrombina na potência do ISI (International Sensitivity Index) (Monica, 2010).

PRINCÍPIO DA PARCIALIDADE ACTIVA

TEMPO DE TROMBOPLASTINA

O teste mede o tempo de coagulação do plasma após a ativação dos factores de contacto e a adição de fosfolípidos e cloreto de cálcio, mas sem a adição de tromboplastina tecidular, indicando assim a eficiência global da via intrínseca. Para normalizar a ativação dos factores de contacto, o plasma é primeiro incubado durante um certo período de tempo com um ativador de contacto, como o caulino, a sílica ou o ácido elágico. Durante esta fase do teste, forma-se o fator XIIa, que cliva o fator XI em fator XIa, mas a coagulação não continua na ausência de cálcio. Após a recalcificação, o fator XIIa ativa o fator IX e a coagulação inicia-se. É fornecido um fosfolípido normalizado para que o teste possa ser efectuado em PPP. O teste não depende apenas dos factores de contacto e dos factores VIII e IX, mas também das reacções com os factores X, V, protrombina e fibrinogénio. É também sensível à presença de anticoagulantes circulantes (inibidores) e de heparina.

PROZEDUR

- ^{0}Misturam-se volumes iguais do reagente de fosfolípidos e da suspensão de caulino e deixam-se num tubo de vidro num banho de água a 37 C.
- Adiciona-se 0,1 ml de plasma a um segundo tubo de vidro.
- Adicionar 0,2 ml da solução de caulino-fosfolípido ao plasma, misturar o conteúdo e iniciar o cronómetro ao mesmo tempo
- ^{0}Deixa-se a 37 C durante 10 minutos e agita-se ocasionalmente.
- Exatamente aos 10 minutos, adiciona-se 0,1 ml de cloreto de cálcio pré-aquecido e inicia-se um segundo cronómetro.
- Regista-se o tempo necessário para a coagulação da mistura

Intervalo normal: 26-46 segundos (Barbara *et al.*, 2012).

PROCEDIMENTO PARA UM HEMOGRAMA COMPLETO

MATERIAL:

- Mythic 22CT; analisador hematológico e impressora.
- Misturador de sangue.

- Desinfetante.
- Sangue anticoagulado com K3EDTA.
- Seringas e agulhas.
- Torniquete e fichas de trabalho.

A amostra de sangue foi colhida em frascos de ácido etilenodiaminotetracético (EDTA) e analisada com o analisador hematológico automático Orphee mythic 22-CT para determinar o hematócrito, a contagem de glóbulos vermelhos, a concentração de hemoglobina, volume corpuscular médio (VCM), hemoglobina corpuscular média (HCM), concentração de hemoglobina corpuscular média (CHCM), contagem total de leucócitos (CTL), contagem diferencial de leucócitos e contagem de plaquetas.

PRINCÍPIO DO TESTE (MÍTICO 22 CT, 2008;

ANALISADOR HEMATOLÓGICO)

A contagem por impedância foi desenvolvida por Wallace Coulter em 1956. O sistema de contagem de Coulter baseia-se no princípio de que os eritrócitos ou leucócitos são maus condutores de eletricidade em comparação com diluentes como a solução salina. Quando o diluente é deslocado pelas células, há uma alteração mensurável da resistência. As células podem passar por uma abertura através da qual flui uma corrente eléctrica. As células que passam através da abertura deslocam o diluente e, sendo maus condutores de eletricidade, aumentam a resistência, que é contada como um impulso de tensão que é convertido num registo digital. A suspensão de células é aspirada através da abertura para um sistema de tubos com a ajuda de uma bomba de vácuo.

PROCEDIMENTO (Mythic 22CT, 2008):
IDENTIFICAÇÃO DA AMOSTRA:
Três campos permitem-lhe introduzir o identificador:
ID: Nome do doente (máx. **20** caracteres)

PID: Identificação do doente (máx. **16** caracteres)
SID: Identificação da amostra (máx. **16** caracteres)
- Colocar o tubo de amostra no suporte de tubos
- Para iniciar o ciclo de medição, premir lentamente a porta, que se fecha automaticamente, ou premir no ecrã.
- Para abrir a porta, premir OPEN ou aguardar a abertura automática no final do ciclo de medição.

PROCEDIMENTO: O hemograma completo foi efectuado com um analisador automático de três peças, capaz de determinar 18 parâmetros por amostra, incluindo a concentração de hemoglobina, o volume de células compactas, a concentração de glóbulos vermelhos, a hemoglobina corpuscular média, o volume celular médio, a concentração de hemoglobina corpuscular média, os leucócitos e os parâmetros plaquetários. Foi colhida uma amostra de sangue bem misturada, inserindo a sonda de colheita do aparelho na amostra de sangue e premindo depois o botão de arranque. O analisador automático extraiu cerca de 20 ml de sangue. O resultado da análise é apresentado no ecrã após cerca de 30 segundos. Foi impressa uma cópia do resultado no papel térmico.

Figura 1: Exemplo de uma contagem sanguínea completa com o Mytic 22 Analyser
Os resultados da análise são enviados antes do fim do ciclo e ao mesmo tempo que a impressora é iniciada. Exemplo:

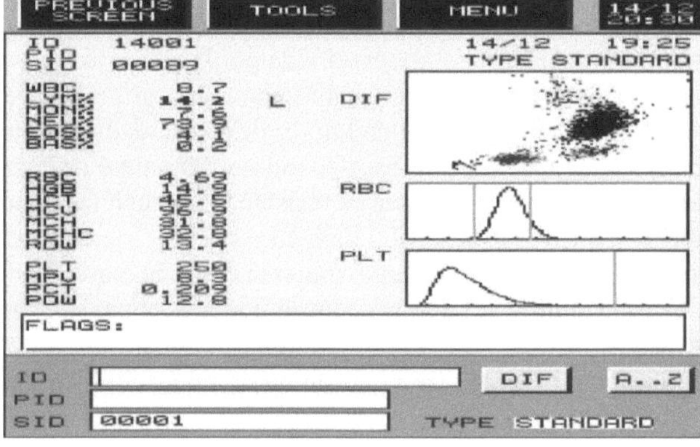

A informação no lado direito de cada parâmetro corresponde aos indicadores de violações de limites e rejeições. O gráfico de dispersão e as curvas de distribuição das populações de células individuais encontram-se no lado direito do ecrã. Por baixo dos resultados, uma zona (FLAGS) está reservada aos alarmes analíticos. Na parte inferior do ecrã, encontram-se os três campos de entrada para a identificação da amostra seguinte (Mythic 22CT, 2008).

RECOLHA DE DADOS E ANÁLISE ESTATÍSTICA

Os dados sócio-demográficos são recolhidos através do questionário e os resultados das análises laboratoriais são introduzidos numa folha de cálculo Excel e analisados estatisticamente através do SPSS versão 20. Os resultados são expressos em média + - DP. O teste t emparelhado é utilizado para determinar uma diferença significativa entre os sujeitos de teste e de controlo. O nível de significância estatística é fixado em p<0,005.

RESTRIÇÃO DE ESTUDOS

Dado que apenas cerca de 42 casos de cancro do colo do útero são diagnosticados no hospital todos os anos, é necessário um ajustamento à população limitada, uma vez que é difícil encontrar sujeitos de teste para este estudo.

CAPÍTULO 4

RESULTADOS

Os parâmetros hematológicos foram comparados entre os casos de cancro do colo do útero e os indivíduos do grupo de controlo. As contagens médias de PCV e de linfócitos foram significativamente mais baixas no cancro do colo do útero do que nos indivíduos do grupo de controlo (2,45 e 1,65) e (3,70 e 2,5), respetivamente (P <0,05). Não se verificaram diferenças estatisticamente significativas entre os valores médios de WBC, MCV, MCH, MCHC, WBC, plaquetas e RDW nos casos de cancro do colo do útero e nos indivíduos do grupo de controlo. A prevalência de anemia (Hb<11g/dl) e trombocitopenia (contagem de plaquetas <140* 109/1) foi significativamente mais elevada nos doentes com cancro do colo do útero (15(68,1 %) e 4(18,2 %) do que nos indivíduos do grupo de controlo (1(3,8 %) e 0(0 %), respetivamente (P<0,05). Trombocitopenia nos doentes com cancro do colo do útero e nos indivíduos normais do grupo de controlo. O TP e o TTPA médios foram significativamente mais elevados nas mulheres com cancro do colo do útero (25,82 ± 4,60 e 49,50 ± 5,49 segundos) do que nas mulheres normais (14,61 ± 1,90 e 33,82 ± 2,75 segundos). Verificou-se uma diferença significativa em todos os parâmetros (TP e PTTK) entre os dois grupos (p<0,05).

Quadro 1: Distribuição etária das doentes com cancro do colo do útero e dos controlos normais

Age Groups (Years)	Cases	Control
30-40	4 (18.2%)	7 (29.2%)
41-50	7 (31.8%)	7 (29.2%)
51-60	10 (45.5%)	8 (33.3%)
61-70	1 (4.5%)	2 (8.3%)

Table 1. mostra a distribuição etária das doentes com cancro do colo do útero e dos controlos normais.

Foi examinado um total de 48 mulheres, incluindo 22 doentes com cancro do colo do útero diagnosticado histologicamente (casos) e 26 controlos normais com uma idade média de 50±7 e 49±9 anos, respetivamente. A maioria dos casos de cancro do colo do útero ocorreu no grupo etário dos 51-50 anos, 10 (45,5%) em comparação com as mulheres dos outros grupos etários.

Quadro 2: Valores hematológicos médios dos indivíduos e dos controlos

Haematological parameters.	Mean value of test.	Mean value of control.	t- Value.	P- Value.	X^2-Value
PCV (%).	2.45	3.70	6.14	0.000	0.173
MCV (fl).	69.60	70.76	0.25	0.488	0.235
MCH (pg).	22.26	22.29	0.02	0.778	0.172
MCHC (g/l).	31.69	30.33	-1.44	0.104	0.244
WBC ($\times 10^9$/l).	10.815	5.94	1.55	0.05	0.235
RDW (%).	17.56	17.69	0.12	0.909	0.143
LYM ($\times 10^9$/l).	1.65	2.50	2.91	0.001	0.187
PLT ($\times 10^9$/l).	323.50	290.37	-0.99	0.372	0.113

Table 2. mostra os valores hematológicos médios para doentes com cancro do colo do útero e controlos.

Os parâmetros hematológicos foram comparados entre os casos de cancro do colo do útero e os indivíduos do grupo de controlo. As contagens médias de PCV e de linfócitos foram significativamente mais baixas no cancro do colo do útero do que nos indivíduos do grupo de controlo (2,45 e 1,65) e (3,70 e 2,5), respetivamente (P <0,05). Não se verificaram diferenças estatisticamente significativas entre as médias de leucócitos, VCM, MCH, MCHC, leucócitos, plaquetas e RDW dos casos de cancro do colo do útero e dos indivíduos do grupo de controlo.

Tabela 3: Prevalência de anemia e trombocitopenia em doentes com cancro do colo do útero e controlos normais.

Haematological abnormalities	Number of Subjects	%	Number of Control	%	P-value	X^2-Value
Anaemia (Hb<11g/dl)	15	68.1	1	3.8	0.000	0.252
Thrombocytopenia (platelet count <140×10^9/L).	4	18.2	O	O	0.602	0.113

A Tabela 3 mostra a prevalência de anemia e trombocitopenia em doentes com cancro do colo do útero e em controlos normais. A prevalência de anemia (Hb<11g/dl) e de trombocitopenia (contagem de plaquetas <140*109/1) foi significativamente mais elevada nas doentes com cancro do colo do útero (15(68,1%) e 4(18,2%)) do que nos controlos (1(3,8%) e 0(0%), respetivamente (P<0,05).

Tabela 4: Valores médios de TP e TTPA para o cancro do colo do útero e o controlo normal

Parameters	Control	Subjects	t-value	P-value
PT (Seconds).	14.61±1.90	25.82±4.60	-11.99	0.000
PTTK (Seconds).	33.82±2.75	49.50±5.49	-13.84	0.000

Table 4. mostra a média ± D.S. do TP e do TTPA de doentes com cancro do colo do útero e de controlos normais.

O TP e o TTPA médios foram significativamente mais elevados nas mulheres com cancro do colo do útero (25,82 ± 4,60 e 49,50 ± 5,49 segundos) do que nas mulheres normais (14,61 ± 1,90 e 33,82 ± 2,75 segundos). Verificou-se uma diferença significativa em todos os parâmetros (TP e PTTK) entre os dois grupos (p<0,05).

Tabela 5: Valores médios de TP e TTPA em doentes com cancro do colo do útero e no grupo de controlo normal, por grupo etário.

Age group (years)	Parameters	PT (S)	PTTK (S).
30-40	Control	14.43±2.23	34.00±3.46
	Test	24.67±6.38	49.50±2.88
41-50	Control	15.86±1.21	32.29±1.18
	Test	25.71±3.99	46.71±5.28
51-60	Control	13.50±1.60	35.00±3.30
	Test	27.57±3.91	50.71±6.37
61-70	Control	14.00±2.83	35.00±1.41
	Test	23.50±3.54	55.00±7.07

Table 5. mostra a média ± D.S. do TP e PTTK de mulheres com cancro do colo do útero de acordo com os seus grupos etários.

Os valores médios do TP e do TTPA das mulheres com cancro do colo do útero e das mulheres normais do grupo de controlo foram comparados por idade. No grupo etário dos 30-40 anos, os valores do TP e do TTPA foram de 24,67 ± 6,38 e 49,50 ± 2,88 segundos, respetivamente, enquanto no grupo de controlo foram de 14,43 ± 2,23 e 34,00 ± 3,46 segundos, respetivamente. No grupo etário dos 41-50 anos, a média do TP e do TTPA das doentes com cancro do colo do útero foi de 25,71 ± 3,99 e 46,71 ± 5,28 segundos, em comparação com 15,86 ± 1,21 e 32,29 ± 1,18 segundos nos controlos, respetivamente. No grupo etário dos 51-60 anos, a média do TP e do TTPA das doentes com cancro do colo do útero foi de 27,51 ± 3,91 e 50,71 ± 6,37 segundos, em comparação com 13,50 ± 1,60 e 35,00 ± 3,30 segundos nos controlos normais, respetivamente. No grupo etário dos 61-70 anos, os valores médios do TP e do TTPA foram de 23,50 ± 3,54 e 55,00 ± 7,07 segundos, em comparação com 14,00 ± 2,83 e 35,00 ± 1,14 segundos para os controlos normais, respetivamente.

CAPÍTULO 5

DISCUSSÃO

A nível mundial, o cancro do colo do útero é a quarta causa mais comum de cancro e a quarta causa mais comum de morte por cancro nas mulheres. Nos países com baixos rendimentos, é a principal causa de morte por cancro e uma das principais causas de mortalidade nas mulheres. No presente estudo, investigámos alguns parâmetros hematológicos e hemostáticos em doentes com cancro do colo do útero. A maioria das doentes com cancro do colo do útero situava-se no grupo etário dos 51-50 anos. Nenhuma das 22 doentes tinha menos de 20 anos, mas 77,3% tinham entre 41 e 60 anos, 18% estavam na faixa etária dos 30 aos 40 anos e 4,5% tinham mais de 61 anos. Os resultados deste estudo são consistentes com um relatório anterior segundo o qual 70% dos casos de cancro do colo do útero na Nigéria ocorrem entre os 26 e os 50 anos de idade, sendo o pico de idade entre os 36 e os 45 anos. (Gascon & Barret-Lee. 2006)

Neste estudo, o PCV médio foi significativamente mais baixo no cancro do colo do útero em comparação com os indivíduos do grupo de controlo (P <0,05). Não se verificaram diferenças estatisticamente significativas entre as médias de leucócitos, VCM, HCM, CHCM, leucócitos, plaquetas e RDW dos casos de cancro do colo do útero e dos indivíduos do grupo de controlo. Os nossos resultados são consistentes com um relatório anterior que indicava que os índices de glóbulos vermelhos, o VCM médio, a MCH e o RDW médio, o coeficiente de variação da anisocitose dos glóbulos vermelhos, eram mais baixos nas doentes com cancro do colo do útero do que nos indivíduos do grupo de controlo (Gascon e Barret-Lee, 2006). A prevalência de anemia (Hb<11g/dl) foi significativamente mais elevada nas doentes com cancro do colo do útero, 15 (68,1%), em comparação com as mulheres do grupo de controlo, 1 (3,8%) (P<0,05). A prevalência de anemia registada neste estudo é mais elevada do que nos caucasianos (Gascon e Barret-Lee, 2006). Esta diferença pode dever-se ao estatuto socioeconómico mais baixo e à má nutrição das primeiras. A anemia observada no cancro do colo do útero tem as características da anemia da doença crónica associada a um PCV baixo. Vários factores podem ser responsáveis pela elevada prevalência de anemia no cancro do colo do útero neste estudo; a anemia hemorrágica e a anemia associada ao ferro; a anorexia associada ao cancro podem também estar associadas à anemia nutricional observada nos casos; As metástases na medula óssea do cancro do colo do útero podem estar associadas à supressão da eritropoiese e as infecções em doenças malignas fúngicas podem estar associadas à hemólise dos glóbulos vermelhos (anemia) e à leucocitose.

O papel dos níveis de hemoglobina nos resultados clínicos tem sido amplamente estudado em doenças malignas ginecológicas, como o cancro do colo do útero, do ovário e do endométrio. Em 1989, um estudo retrospetivo de 386 doentes com cancro do colo do útero avançado tratadas com radioterapia concluiu que as doentes anémicas apresentavam um risco mais elevado de insucesso do tratamento durante o mesmo (Girinski *et al.*, 1989). A nossa conclusão é consistente com vários estudos que encontraram uma associação entre os níveis de hemoglobina e a sobrevivência no cancro do colo do útero (Fuso *et al.*, 2005; Obermair *et al.*, 2003; Serkies *et al.*, 2006; Winter *et al.*, 2004). Num estudo retrospetivo de 494 mulheres com cancro do colo do útero localmente avançado, tratadas com cisplatina e radioterapia, foi referido que níveis baixos de hemoglobina na última fase do tratamento previam a recorrência da doença e a sobrevivência, enquanto as doentes com um nível de hemoglobina <10,0 g/dl apresentavam uma SLP significativamente inferior (Winter *et al.*, 2004). Outros estudos sobre o cancro do colo do útero referiram uma associação entre o nível basal de hemoglobina e uma melhor resposta à quimioterapia (Fuso *et al.*, 2005), bem como uma maior sobrevivência livre de doença e uma maior taxa de sobrevivência em doentes tratados com radioterapia que apresentavam um nível basal de hemoglobina >*12* g/dl. Foram descritos resultados semelhantes para outros tumores malignos sólidos, incluindo o cancro do ovário (Gadducci *et al.*, 2003; Munstedt *et al.*, 2003; Obermair *et al.*, 1998; Obermair et *al.*, 2000), o cancro do útero (Metindir *et al.*, 2009, Munstedt *et al.*, 2004; Tamussino *et al.*, 2001), o cancro do esófago (Valencia *et al*, 2006; Rades *et al.*, 2006; Rades *et al.*, 2005; Zhao *et al.*, 2006; Zenda *et al.*, 2008) e cancro do pulmão (Pradier *et al.*, 2005; Xu *et al.*, 2010; Aoe *et al.*, 2005; Tomita *et al.*, 2008; Berardi *et al.*, 2005; Langendijk *et al.*, 2003) referem que um nível baixo de hemoglobina é um indicador de mau prognóstico. Os resultados deste estudo mostram que deve ser prestada especial atenção à anemia antes e durante o tratamento, a fim de manter um nível adequado de hemoglobina e, assim, melhorar idealmente os resultados do tratamento do cancro e a qualidade de vida.

A contagem média de leucócitos e a contagem absoluta de linfócitos dos casos eram mais elevadas nos controlos do que nas doentes com cancro do colo do útero. Isto pode dever-se ao facto de as neoplasias de todos os tipos estarem associadas à neutrofilia. As células assassinas naturais são linfócitos capazes de destruir células tumorais sem sensibilização prévia. No entanto, muitos tumores regulam negativamente a expressão de moléculas do complexo principal de histocompatibilidade (MHC) de classe 1 para escapar à imunidade. Por conseguinte, a contagem de linfócitos pode ser aumentada ou diminuída.

A contagem média de plaquetas foi também mais elevada nas doentes com cancro do colo do útero do que nos controlos normais. [9]A prevalência (contagem de plaquetas <140x10 /l) foi significativamente mais elevada nas doentes com cancro do colo do útero (4(18,2 %)) em comparação com os controlos (0(0 %)) (P<0,05). A trombocitose reactiva pode ocorrer em doentes com cancro como resultado de anemia relacionada com o cancro. Um efeito de feedback negativo na produção de eritropoietina causado pela anemia pode ser responsável pela trombocitose. A eritropoietina apresenta uma homologia estrutural com a trombopoietina, embora esta última seja muito maior do que a primeira, mas cerca de metade da trombopoietina é idêntica ou semelhante à eritropoietina na região N-terminal. (Hoffbrand A.V. e Lewis M.S, 2001). A determinação da contagem de plaquetas desempenha um papel importante no tratamento do cancro. O significado prognóstico da contagem de plaquetas foi estudado em várias doenças malignas e fornece informações importantes sobre o resultado clínico. A trombocitose tem sido associada a um prognóstico desfavorável ou a um estádio avançado da doença em cancros ginecológicos e noutros tipos de cancro (Ayhan A, *et al,* 2006, Crasta *et al,* 2010; Gerestein *et al,* 2009; Gungor *et al,* 2009; Munstedt *et al,* 2003; Shimada *et al,* 2004), cancro do esófago (Shimada *et al,* 2004), cancro gástrico (Ikeda *et al,* 2002) e cancro do pulmão (Cox *et al,* 2000; Gonzalez Barcala *et al,* 2010; Pedersen *et al,* 1996; Tomita *et al,* 2008). No CPNPC ressecado cirurgicamente, uma contagem elevada de plaquetas no pré-operatório foi consistentemente associada a uma redução estatisticamente significativa da sobrevivência em comparação com os doentes sem trombocitose. Uma contagem elevada de plaquetas é um indicador de mau resultado clínico em doentes com cancro (Borasio *et al.,* 2008; Herndon *et al.,* 1998; Steele *et al.,* 2005). Estudos recentes investigaram o papel prognóstico da contagem de plaquetas como um fator de risco adicional a acrescentar ao IPPS (Patnaik *et al.,* 2010) e ao Dynamic International Prognostic Scoring System (DIPSS) (Gangat *et al.,* 2011) para a mielofibrose primária (PMF). Nestes estudos, os investigadores demonstraram que uma contagem de plaquetas <100 x 109/l é um fator de prognóstico independente para a sobrevivência em doentes com PMF, com uma sobrevivência mediana mais curta quando este fator é adicionado às pontuações de prognóstico acima referidas. No estudo DIPSS, uma contagem de plaquetas <100 x 109/l foi associada a uma menor sobrevivência tanto no grupo de treino (n=428) como no grupo de teste (n=365). (Gangat *et al.,* 2011).

Os resultados deste estudo mostram uma diferença significativa entre o TP e o TTPA das doentes com cancro do colo do útero em comparação com os controlos (P<0,05). A deficiência ou depleção de factores de coagulação caracterizada por PT e PTTK prolongados foi relatada num estudo anterior

(Ferrigno D *et al.*, 2001). Do mesmo modo, Tas e colegas (2013) relataram uma tendência para uma menor sobrevivência dos doentes com TTPA prolongado em doentes com cancro. Esta investigação também mostra que o TP e o TTPA médios foram mais elevados em doentes com cancro do colo do útero em comparação com mulheres de controlo normais em todos os grupos etários. As medições hemostáticas são cruciais para o tratamento eficaz dos doentes com cancro. A história da ligação conhecida entre coagulação e cancro remonta a 1865, quando Armand Trousseau observou que os doentes com tromboembolismo venoso idiopático tinham frequentemente um cancro oculto subjacente e vice-versa (Phlegmasia, 1865). Foram investigados alguns factores de coagulação que desempenham um papel na progressão do tumor (Sampson e Kakkar, 2002). Entre as interacções mais frequentemente relatadas entre as proteínas da coagulação e o cancro contam-se o fator III (fator tecidular; TF) (Rickles et al., 1992), o fator TF VIIa (Naschitz *et al.*, 1993; Zacharski *et al*, 1993), o fator Xa (Schmeidler-Sapiro *et al.*, 1991), o fator IIa (trombina), os receptores do fator II (também conhecidos como receptores activados por proease (PARs)) (Borgono e Diamandis, 2004) e o fator XIIIa e o fator Ia (fibrina) (Xi Z *et al.*, 2004). Na maioria dos tipos de cancro, ocorrem alterações que vão desde anomalias subtis nos testes laboratoriais até tromboses clinicamente visíveis e coagulação intravascular disseminada (Yousef *et al.*, 2003). Até 50 % de todos os doentes com cancro e 90 % dos doentes com metástases apresentam anomalias hemostáticas (Yousef *et al.*, 2003). Estas anomalias podem refletir-se no predomínio da via pró-coaguladora associada às células tumorais, que conduz à produção de trombina e à hipercoagulação. Foram feitas observações semelhantes utilizando células de cancro do ovário *in vitro* para o processo de coagulação. As células do cancro do ovário também podem expressar TFs e outros componentes da coagulação que geram trombina localmente, como demonstrado pela conversão de fibrinogénio em fibrina (Yousef *et al.*, 2003). A ativação da coagulação em doenças malignas pode ser desencadeada por mecanismos directos ou indirectos. A ativação direta da coagulação pela indução de trombina pode ocorrer através da atividade de procoagulação das células tumorais, enquanto a ativação indireta pode ocorrer através da produção de citocinas associadas ao tumor que desencadeiam a produção de TF pelos macrófagos do hospedeiro (MAs) ou pelas CEs. Os componentes da via de coagulação podem contribuir para a proliferação, invasão e metástase das células tumorais (Sampson e Kakkar, 2003), embora estas alterações possam também ser uma consequência da doença avançada (Diamandis *et al.*, 2003).

CONCLUSÕES E RECOMENDAÇÕES

Este estudo mostra que o cancro do colo do útero tem um impacto significativo em alguns dos parâmetros hematológicos e hemostáticos do sangue. Recomenda-se que todos os doentes com cancro do colo do útero sejam monitorizados hematológica e hemostáticamente por rotina, a fim de reduzir o impacto negativo da doença e melhorar a qualidade de vida dos doentes com cancro do colo do útero na região. São necessários programas de educação pública sobre a prevenção e a necessidade de um rastreio regular do Papanicolau nas mulheres da região. O governo nigeriano deve aplicar as melhores práticas comprovadas, proporcionando às raparigas e mulheres jovens o acesso universal à vacinação contra o HPV.

REFERÊNCIAS

A. T: (1865). Phlegmasia Alba dolens: Clinique medicale de l'Hotel- Dieu de Paris. 2ª ed. Paris, *França: JB Balliere et Fils*: **9**:654-712.

Abotchie, P.N. e Shokar, N.K. (2009). Rastreio do cancro do colo do útero entre estudantes universitárias do Gana: conhecimentos e crenças de saúde. *Jornal Internacional do Cancro Ginecológico;* **19**:412-416

Abou - Seif, A.A., Rabia, N. (2000). Estado antioxidante, peroxidação lipídica da membrana eritrocitária e fragilidade osmótica em doentes com linfoma maligno. *Clinical chemistry laboratory medicine;* **38**:732-742.

Aboyeji, P.A., Ijaiya, M.A., Jimoh, A.A. (2006). Conhecimento, atitude e prática do teste de esfregaço cervical como método de rastreio do cancro do colo do útero em Ilorin, Nigéria. *Tropical Journal of Obstetrics and Gynaecology*; **21**:114-117.

Adewole, I.F., Edozien, E.C., Babarinsa, I.A., Akang, C.E. (1997). Carcinomas invasivos e in situ do colo do útero em jovens nigerianas. Um estudo clinicopatológico de 27 casos. *Jornal Africano de Ciências Médicas*; **26**:191-193.

Adjorlolo-Johnson, G., Unger, E.R., Boni-Ouattara, E., Coulibaly, K.T., Maurice, C., Vernon, S.D., Sissoko, M., Greenberg, A.E., Wiktor, S.Z., Chorba, T.L. (2010). Avaliação da relação entre a infeção pelo VIH e o cancro do colo do útero na Costa do Marfim: um estudo de caso-controlo. *BMC Infectious Diseases*; **10**:242

Aliustaoglu, M., Bilici, A., Seker, M. (2010). A associação entre marcadores de sangue periférico pré-tratamento e sobrevivência em doentes com cancro do pâncreas. *Hepatogastroenterology;* **57(99-100)**:640-645.

Aliustaoglu, M., Bilici, A., Ustaalioglu B.B. (2010). O impacto dos níveis sanguíneos periféricos no prognóstico de doentes com cancro gástrico localmente avançado antes do tratamento. *Oncologia Médica*; **27(4)**:1060-1065.

Amirkhosravi, A. Meyer, T. Amaya, M. Davila, M. Mousa, S.A. Robson, T., Francis, J.L. (2007). O papel dos inibidores da via de sinalização do fator tecidular no crescimento tumoral e nas metástases. *Seminário em Trombose e Hemostasia;* **33**:643-652.

Anya, S.E., Oshi, D.C., Nwosu, S.O., Anya, A.E. (2005). Conhecimento, atitude e prática de profissionais de saúde do sexo feminino em relação ao cancro do colo do útero e ao teste de Papanicolaou. *Jornal Nigeriano de Medicina*; **4(3)**:283-286.

Aoe, K., Hiraki, A. e Maeda, T. (2005). O nível de hemoglobina sérica determinado na apresentação inicial é um indicador de mau prognóstico em doentes com cancro do pulmão. *Medicina Interna;* **44(8)**:800-804.

Arivazhagan, S, K. e Kavitha, N. (2000). Peroxidação lipídica eritrocitária e antioxidantes em doentes com cancro gástrico. *Cell Biochemical Function*; **997**: 5-18.

Atzpodien, J. e Reitz, M. (2008). Granulócitos neutrófilos no sangue periférico como um preditor imunológico independente para a resposta e sobrevivência a longo prazo à imunoterapia no carcinoma de células renais metastático. *Cancer Biotherapy Radio Pharmacy;* **23(1)**:129-134.

Audu, B.M., El-Nafaty, A.U., Khalil, M., Otubu, J.A. (1999). Conhecimento e atitude em relação ao rastreio do cancro do colo do útero entre as mulheres de Maiduguri, Nigéria. *Journal of . Obstetrícia e Ginecologia*; **19(3)**:295-297.

Awodele, O., Adeyomoye, A.A.A., Awodele, D.F., Awodele, I.O., Dolapo, D.C. (2011). Um estudo sobre o rastreio do cancro do colo do útero entre os enfermeiros do Hospital Universitário de Lagos, Lagos, Nigéria. *Jornal de Educação sobre o Cancro*; **26(3)**:497-504.

Ayhan, A., Bozdag, G. e Taskiran, C. (2006). O valor da contagem pré-operatória de plaquetas na previsão do envolvimento cervical e de variáveis de mau prognóstico em doentes com carcinoma do endométrio. *Gynaecology and Oncology,* **103**(3):902-905.

Ayinde, O.A., Omigbodun, A.O., Ilesanmi, A.O. (2004). Sensibilização para o cancro do colo do útero, teste de Papanicolaou e sua utilização entre estudantes do sexo feminino em Ibadan. *Jornal Africano de. Saúde Reprodutiva*; **8(3)**:68-80.

Azab, B., Bhatt, V.R. e Phookan, J. (2011). Utilidade do rácio neutrófilos/linfócitos na previsão da mortalidade a curto e longo prazo em doentes com cancro da mama. *Annals Surgery Oncology;* **1**:217-224.

Balkwill, F., Mantovani, A. (2001). Inflamação e cancro: de volta a Virchow. *Lancet;* **357(9255)**:539-545.

Banks, R.E., Forbes, M.A. e Kinsey, S.E. (1998). Libertação do fator de crescimento endotelial vascular (VEGF) da citocina angiogénica a partir das plaquetas: Significance for VEGF measurements and cancer biology. *British Journal of Cancer,* **77(6)**:956-964.

Barbara, J., Brain, I. B., Mike, A., Laffan, S. e Mitchell, Lewis. (2012). Practical Haematology. [th]11 edição: 409-441.

Batschauer, A.P. Figueiredo, C.P. Bueno, E.C. Ribeiro, M.A. Dusse, L.M. Fernandes, A.P. Gomes, K.B. & Carvalho, M.G. (2010). D-dímero como potencial marcador de prognóstico no cancro da mama operável com recetor hormonal negativo. *Ann Oncology*; **21**:1267-1272.

Beevis, S.S., Rasheed, H. e Geeha, A. (2007). Deteção de stress oxidativo e nitrosativo em pacientes com carcinoma de células escamosas do colo do útero. *Clinical Chemica Ata,* **375(1-2)**; 119-123.

Berardi, R., Brunelli, A. e Tamburrano, T. (2005). Anemia perioperatória e transfusão de sangue como factores de prognóstico em doentes submetidos a ressecção de cancro do pulmão de células não pequenas. *Lung Cancer;* **49**(3):371- 376.

Bertuzzo, V.R., Cescon, M. e Ravaioli, M. (2011). Análise dos factores que influenciam a recorrência do carcinoma hepatocelular após transplante hepático com especial referência aos marcadores inflamatórios. *Transplantation*; **91**(11):1279-1285.

Bhatti, I., Peacock, O. e Lloyd, G. (2010). Marcadores hematológicos pré-operatórios como preditores independentes de prognóstico no adenocarcinoma ductal pancreático ressecado: neutrófilos-linfócitos-versus-plaquetas
Rácio de linfócitos. *American Journal of Surgery;* **200**(2):197-203.

Borasio, P., Berruti, A. e Bille, A. (2011). Mesotelioma pleural maligno: características clinicopatológicas e de sobrevivência numa série consecutiva de 394 pacientes. *European Journal of Cardiothorac Surgery;* **2**(7):123-130.

Borgono, C.A. e Diamandis, E.P. (2004). The emerging role of human tissue kallikreins in cancer. *Nature Review Cancer;* **4:**876-890.

Cho, H. e Kim, J.H. (2009). Aumento da contagem de neutrófilos e monócitos (MNM) como marcador tumoral prontamente disponível para o cancro do colo do útero. *Biomarkers,* **14**(3):161-170.

Cho, H., Hur, H.W. e Kim, S.W. (2009). O rácio neutrófilos/linfócitos pré-tratamento é elevado no cancro epitelial do ovário e prevê a sobrevivência pós-tratamento. *Cancer Immunology and Immunotherapy;* **58**(1):15-23.

Cork, J.A., Guis, D., Wink, D.A., Krishna, M.G., Russo, A. e Mitchell, J.B. (2004). Stress oxidativo, redox e o microambiente tumoral. *Radiation Oncology Seminar.* **4;** 259-266.

Coronado, G.D., Thompson, B., Koepsell, T.D., Schwartz, S.M., McLerran, D. (2004). Utilização do teste de Papanicolaou entre hispânicos e brancos num contexto rural. *Prevention Medicine*; **38**:713-722.

Cox, G., Walker, R.A., Andi, A. (2000). Prognostic significance of platelet and microvessel counts in operable non-small cell lung cancer. *Lung Cancer*, **29**(3):169-177.

Crasta, J.A., Premlatha, T.S. e Krishnan, S.M. (2010). Significância da trombocitose pré-operatória no cancro epitelial do ovário. *Jornal Indiano de Patologia e Microbiologia;* **53**(1):54-56.

Cyril, C.D., Esther, E., Madubuko, T., Ngozi, R., Ezegwui, H.U. (2009). Uma maior sensibilização para o exame de Papanicolau pode não afetar a sua utilização na Nigéria: um estudo de caso entre médicas em Enugu, no sudeste da Nigéria. *Transação da Sociedade Real de Medicina Tropical e Higiene*; **103**:852-854.

Dalle - Donne, I., Ross, R., Giustarini, D., Milzani, A., Colombo, R. (2008). Grupos carbonilo de proteínas como biomarcadores de stress oxidativo. *Clinical Chimica Ata,* **29**:23-38.

Diamandis, E.P., Scorilas, A., Fracchioli, S., Van-Gramberen, M., De-Bruijn, H., Henrik, A., Soosaipillai, A., Grass, L., Yousef, G.M., Stenman, U.H., Massobrio, M., Van-Der-Zee, A.G., Vergote, I., Katsaros, D. (2003), Human kallikrein 6 (hK6): a new potential serum biomarker for diagnosis and prognosis of ovarian carcinoma. *Journal of Clinical Oncology;* **21**:1035-1043.

Ding, P.R., An, X. e Zhang, R.X. (2010). O rácio elevado de neutrófilos para linfócitos no pré-operatório prevê o risco de recorrência após ressecção curativa do cancro do cólon em estádio IIA. *International Journal of Colorectal Disease*; **25**(12):1427-1433.

Domika, I., Rumiana, B., Dessisslava, L., Veselina, G. e Zhivko, Z. (2013). O impacto das espécies reactivas de oxigénio nas estratégias terapêuticas anticancerígenas. *Advance Clinical Experimental Medicine*; **22**:899-908.

Dvorak, H.F. (1987). Thrombosis and cancer. *Patologia Humana;* **18**:275-284.

Ege, H., Gertz, M.A. e Markovic, S.N. (2008). Previsão de sobrevivência a partir da contagem absoluta de linfócitos em doentes com mieloma múltiplo recentemente diagnosticado: um estudo retrospetivo. *British Journal of Haematology;* **141**:792-798.

Erhabor, O., Adia, T.C. (2013). Haematology made easy, Author House Publishers Ltd, Bloomington, U.S.A. **8**:134-154.

Ezem, B.U. (2007). Sensibilização e utilização do rastreio do cancro do colo do útero em Owerri, no sudeste da Nigéria. *Anais de Medicina Africana*; **6**:94-98.

Ferlay, B.F., Bray, F., Pisani, P., Parkin, D.M. (2001). GLOBOCAN 2002: Incidência, mortalidade e prevalência do cancro a nível mundial. IARC Cancer Base No. 5 Version 2.O. IARC Press, Lyon. Disponível em: http:wwwdep. iarc. fr Acesso em 11 de fevereiro de 2012.

Fernandes, P.C., Garcia, C.B. e Micheli, D.C. (2007). Os neutrófilos circulantes podem desempenhar um papel na resposta do hospedeiro ao cancro do colo do útero. *International journal of gynaecological cancer;* **17**(5):1068- 1074.

Ferrigno, D. Buccheri, G. & Ricca, I. (2001). Significado prognóstico dos testes de coagulação no cancro do pulmão. *European Respiration Journal;* **17**:667-673.

Fuso, L., Mazzola, S. e Marocco, F. (2005). Nível de hemoglobina sérica pré-tratamento como fator preditivo de resposta à quimioterapia neoadjuvante em doentes com carcinoma espinocelular do colo do útero localmente avançado: um relatório preliminar. *Gynaecology* and *Oncology;* **99**(31):187-191.

Gadducci, A., Cosio, S. e Fanucchi, A. (2003). Is pre-treatment haemoglobin level a predictor of complete response to salvage chemotherapy in recurrent platinum-pretreated ovarian cancer. *European Journal of Gynaecology and Oncology*; **24**(5):405-410.

Garcea, G., Ladwa, N., Neal, C.P. (2011). O rácio neutrófilos/linfócitos (NLR) pré-operatório está associado à redução da sobrevivência livre de doença após a ressecção curativa do adenocarcinoma pancreático. *World Journal Surgery;* **35**(4):868-872.

Gascon, P. e Barret-Lee, P.J. (2006). Prevalência de anemia em doentes com cancro que não recebem tratamento antineoplásico (ANT): dados do European Cancer Anaemia Survey (ECAS). *Jornal de*

Oncologia Clínica; **24**:185.

Gascon, P., e Barret-Lee, P.J. (2006). Prevalência de anemia em doentes com cancro que não recebem tratamento antineoplásico (ANT): Dados do Inquérito Europeu sobre Anemia Oncológica (ECAS); *Journal of Clinical Oncology*, **24**: 185.

Gerestein, C.G., Eijkemans, M.J., Jong, D. (2009). Previsão da sobrevivência global e sem progressão em mulheres com cancro epitelial do ovário em fase avançada. *British Journal of Obstetrics and Gynaecology;* **116**(3):372-380.

Girinski, T., Pejovic-Lenfant, M.H. e Bourhis, J. (1989). Prognostic value of haemoglobin concentrations and blood transfusions in advanced cervical cancer treated by radiotherapy: Resultados de um estudo retrospetivo de 386 pacientes. *International Journal of Radiation Oncology Biology and Physiology;* **16**(1):37-42.

Gonzalez, B.F.J., Garcia, P.J.M. e Moldes, R.M. (2010). Contagem de plaquetas: associação com o prognóstico no cancro do pulmão. *Oncologia Médica;* **27**(2):357-362.

Gungor, T., Kanat-Pektas, M., Sucak, A. e Mollamahmutoglu, L. (2009). O papel da trombocitose na avaliação prognóstica dos tumores epiteliais do ovário. *Archives of Gynaecology Obstetric;* **279**(1):53-56.

Hakulinen, T., Hanshuwka, H., Lopez, A.D., Nakada, T. (1986).Global and regional mortality patterns by cause of death in 1980.*International Journal of Epidemiology*, **15**: 227.

Halazun, K.J., Hardy, M.A., Rana, A.A. (2009). Impacto negativo do rácio neutrófilos/linfócitos no resultado após transplante de fígado para carcinoma hepatocelular. *American Journal of Surgery;* **250**(1):141-151.

Hasenclever, D., Diehl, V. (2010). Uma pontuação de prognóstico para a doença de Hodgkin avançada. Projeto Internacional de Factores de Prognóstico para a

Doença de Hodgkin. *New England Journal of Medicine*; **12**(8):78- 80.

Herndon, J.E., Green, M.R., Chahinian, A.P. (1998). Factores de previsão da sobrevivência em 337 doentes com mesotelioma tratados pelo Cancer and Leukaemia Group B entre 1984 e 1994. *Chest*; **113**(3):723-731.

Hoffbrand, A.V., Lewis, M.S., Tuddenham, E.D. (2001). Postgraduate Haematology. Oxford University Press, 4ª edição: 19.

Huang, Z., Luo, J., Chen, M., Li, J., & Shi, M. (2011). Carcinoma hepatocelular irressecável após quimioembolização transarterial (2011). *Jornal de Intervenção Vascular e Radiologia;* **22**(5):702-709.

Huang, Z.L., Luo, J. e Chen, M.S. O rácio de neutrófilos e linfócitos no sangue prevê a sobrevivência em doentes com Jacobs, N.L., Holtan, S.G. e Porrata, L.F. (2010). A imunidade do hospedeiro influencia a sobrevivência nas síndromes mielodisplásicas: valor prognóstico independente da contagem absoluta de linfócitos. *American Journal of Haematology;* **85**(3):160-163.

Hummeida, M., Elrasheed, T., Burhan, A. (2009). Prevenção do cancro do colo do útero no Sudão. Barreiras e oportunidades perdidas. Apresentações de comunicações livres (orais). *Revista* Internacional *de Ginecologia e Obstetrícia;* **107**(2):93-396

Kahesa, C., Mwaiselage, J., Wabinga, H.R., Ngoma, T., Kalyango, J.N., Karamagi, C. (2008). Associação entre o cancro invasivo do colo do útero e a infeção pelo VIH-1 na Tanzânia: a necessidade de um rastreio duplo. *BMC Saúde Pública;* **8**(1):262.

Kim, S.J., Choi, I.K., Park, K.H. (2004). Fator de crescimento endotelial vascular sérico por contagem de plaquetas no carcinoma hepatocelular: correlações com parâmetros clínicos e sobrevivência. *Jornal Japonês de Oncologia Clínica;* **34**(4):184-190.

Kirkwood B (1998). Essentials of Medical Statistics, 2ª edição. Blackwell Scientific Publications Ltd. Oxford: 197.

Komurcuoglu, B. Ulusoy, S. Gayaf, M. Guler, A., Ozden, E. (2011). Valor prognóstico dos níveis plasmáticos de D-dímero no cancro do pulmão. *Tumori;* **97:**743-748.

Korte, Wolfgang; Clarke, Susan; Lefkowitz, Jerry B. (2000). "Os tempos curtos de tromboplastina parcial activada estão associados a um aumento da produção de trombina e a um risco acrescido de tromboembolismo". *Jornal Americano de Patologia Clínica;* **113** (1): 123-127.

Langendijk, H., de Jong, J., Wanders, R. (2003).The importance of prereatment haemoglobin level in inoperable non-small cell lung carcinoma treated with radical radiotherapy. *Radioterapia e Oncologia,* **67**(3):321-325.

Lee, A.Y.. (2006). Thrombosis and cancer: the role of screening for occult cancer and recognising the underlying biological mechanisms (Trombose e cancro: o papel do rastreio do cancro oculto e do reconhecimento dos mecanismos biológicos subjacentes). *Hematologia, Programa de Educação da Sociedade Americana de Hematologia*; **6**:438-443.

Liao, C.C., Wang, H.Y., Lin, R.S., Hsieh, C.Y., Sunga, F.C. (2006). Gerir a elevada incidência de cancro do colo do útero em Taiwan: factores associados à baixa participação no rastreio Papanicolaou em Taiwan. *Saúde Pública* **120**:1170-1176.

Luthra, U.K., Ray, M., Sehgal, A. (1988). Estadiamento clínico do colo uterino por pessoal paramédico. *Lancet*; **1**:1401.

Lyimo, F.S., Beran, T.N. (2012). Factores demográficos, de conhecimento, de atitude e de acesso associados à aceitação do rastreio do cancro do colo do útero entre as mulheres de um distrito rural da Tanzânia: Três implicações para as políticas públicas. *BMC Saúde Pública*, **12**:22.

Mabuchi, S., Matsumoto, Y., Isohashi, F. (2011). A leucocitose pré-tratamento é um indicador de mau prognóstico em pacientes com cancro do colo do útero. *Gynaecology Oncology.* **122**(1):25-32.

Mandrekar, S.J., Schild, S.E. e Hillman, S.L. (2006). Um modelo de prognóstico para o cancro do pulmão de células não pequenas em fase avançada. Pooled analysis of trials from the North Central Cancer Treatment Group. *Cancro;* **107**(4):781-792.

Manju, V., Ailaivani, S.J., Alini, N. (2002). Peroxidação lipídica circulante e estado antioxidante em doentes com cancro do colo do útero: um estudo de caso-controlo. *Clinical Biochemistry*, **5**; 621- 625.

Manoharan, S., Kolanjipanna, K. e Kayalvizhi, M. (2004). Aumento da peroxidação lipídica e diminuição das actividades antioxidantes enzimáticas nos eritrócitos de doentes com carcinoma do colo do útero. *Cartas de Biologia Molecular Celular;* **4**(9): 699-707.

Manoharan, S., Nagini, S. (1994). Peroxidação lipídica e estado antioxidante em pacientes com cancro oral. *Investigação científica*; **(22)**; 91-92.

Margolis, K.L., Rodabough, R.J. e Thomson, C.A. (2007). Prospective study of leukocyte count as a predictor of breast, colorectal, endometrial, and lung cancer incidence and mortality in postmenopausal women. *Archives of Internal Medicine;* **167**(17):1837-1844.

Metindir, J., Bilir D.G. (2009). Hemoglobina e contagem de plaquetas pré-operatórias e factores de mau prognóstico em doentes com cancro do endométrio. *Journal of Cancer Research Clinical Oncology;* **135**(1):125-129.

Mónica, C. (2010). Prática laboratorial distrital em países tropicais. Parte 2. segunda edição: 344-346.

Moore, M.M., Chua, W., Charles, K.A., Clarke, S.J. (2010). Inflamação e cancro: causas e consequências. *Clinical Pharmacological Therapies;* **87**(4):504-508.

Munstedt, K., Kovacic, M., Zygmunt, M., Von Georgi, R. (2003). Impacto dos níveis de hemoglobina antes e durante a quimioterapia na sobrevivência de doentes com cancro do ovário. *International Journal of Oncology;* **23**(3):837-843.

Mutyaba, T., Mmiro, F.A., Weiderpass, E. (2006). Conhecimentos, atitudes e práticas sobre o rastreio do cancro do colo do útero entre o pessoal médico do Hospital Mulago, Uganda. *BMC Educação Médica;* **6**:13

Nair, V., Bartsch, H. e Nair. J. (2007). Danos no ADN induzidos pela peroxidação lipídica em doenças inflamatórias propensas a cancro - uma revisão dos tipos e níveis publicados em adultos humanos. *Biology of Free Radionuclides Medicine;* **6**(43):1109-1120.

Naschitz, J.E., Yeshurun, D., Lev, L.M. (1993). Tromboembolismo no cancro. Mudança de tendências. *Cancro;* **71**:1384-1390.

Nath, A., Shweta, S., Seem, K., Priyanka. H., Meena, S. (2014). Ensaio TBARS e parâmetros hematológicos em relação ao cancro da mama. *Jornal de Ecofisiologia Saúde Ocupacional;* **14**(3):110-116.

Nnodu, O., Erinosho, L., Jamda, M., Olaniyi, O., Adelaiye, R., Lawson, L. *International Journal of Medical Science;* **53**(6):43-50.

Noguera, N. I., Detarsio, G., Perez, S. M., Bragos, I. M., Lanza, O. e Rodriguez, J. H. (1999). Exame hematológico do sangue do cordão umbilical de recém-nascidos. *Medicina Buenos Aires;* **59**(5):446-450.

O'Byrne, K.J., Dobbs, N., Propper, D. (1999). Contagem de plaquetas e prognóstico do fator de crescimento endotelial vascular no cancro renal. *Lancet;* **353**(9163):1494-1495.

Obermair, A., Handisurya, A. e Kaider, A. (1998). The relationship between pre-treatment serum haemoglobin level and survival of patients with epithelial ovarian cancer: a prospective study. *Cancro*; **83**(4):726-731.

Obermair, A., Petru, E. e Windbichler, G. (2000). Significância da hemoglobina sérica pré-tratamento e sobrevivência no cancro epitelial do ovário. *Oncology Report;* **7**(3):639-644.

Odedina, F., Shuaibu, F., Odumuh, T., Isu, N., Imam, H., Owolabi, O., Yaqub, N., Zamani, A. (2010). Conhecimentos e atitudes em relação ao cancro do colo do útero e ao papilomavírus humano: um estudo piloto nigeriano. *Jornal Africano de Saúde Reprodutiva*; **14**(1):95.

Ogunbode, O.O. (2005). Sensibilização e rastreio do cancro do colo do útero numa população nigeriana do mercado feminino. *Anais de Medicina Africana*; **4**(4):160-163.

Oguntayo, O.A., Samaila, M.O. (2010). Prevalência de neoplasia intra-epitelial cervical em Zaria. *Anais de Medicina Africana;* **9**:194.

Ojiyi, E.O., Dike, E.I. (2008). Conhecimento e prática do rastreio do cancro do colo do útero no Hospital Universitário da Universidade do Estado de Imo, Orlu. *Jornal de Saúde Pública*; **2**(2):145-51.

Oscarsson, M.G., Benzein, E.G., Wijma, B.E. (2008). Razões para a não participação no rastreio do cancro do colo do útero segundo as não participantes na Suécia. *Journal of Obstetrics and Gynaecology;* **29**(1):23-32.

Oyedunni, S.A., Opemipo, O.M. (2012). Perceção e utilização dos serviços de rastreio do cancro do colo do útero entre as enfermeiras do University College Hospital, Ibadan, Nigéria. *Jornal Pan-Africano*; **11**:69.

Özgül, N. (2007). The state of cervical cancer in Turkey and cervical cancer screening programmes, In: Tuncer AM (ed.), Turkiye'de Kanser Kontrolu (Cancer Control in Turkey), T.C. Sa_lik Bakanli (Ministry of Health), Sayfa: 349-358.

Panayiotidis, M. (2008). Espécies reactivas de oxigénio (ERO) na *carcinogénese* em várias etapas. *Cancer Letters;* **66**:51-60.

Parkin, D.M., Bray, F., Ferlay, J., Pisani, P. (2005). Estatísticas globais sobre o cancro. *2002, J CA Cancer Journal of clinical*; **74**(55):446-540.

Parkin, D.M., Whelan, S.L., Ferlay, J., Storm, H. (2005). Cancer Incidence in Five Continents, Volumes I a VIII IARC Cancer Base No. 7, Lyon, 2005 http://www.iacr.com. fr/statist.htm, acedido em 11 de fevereiro.

Pedersen, L.M. e Milman, N. (1996). Significado prognóstico da trombocitose em doentes com cancro primário do pulmão.

European Respiratory Journal; **9(9)**:1826-1830.

Ponten, J., Adami, H.O., Bergstrom, R., Dillner, J., Friberg, L.G., Gustafsson, L., Miller, A.B., Parkin, D.M., Sparen, P., Trichopoulos, D. (1995). Estratégias para o controlo global do cancro do colo do útero. Jornal Internacional do Cancro; **60**:1-26.

Porrata, L.F., Ristow, K., Habermann, T.M. (2009). A contagem absoluta de linfócitos no momento da primeira recaída prevê a sobrevivência em pacientes com linfoma difuso de grandes células B. *American Journal of Haematology*; **84**(2):93-97.

Pradier, O., Lederer, K., Hille, A. (2005). Cisplatina em dose baixa e radioterapia torácica simultâneas em doentes com cancro do pulmão de células não pequenas em estádio III irressecável: um estudo de fase II com ênfase especial nos níveis de hemoglobina como parâmetro de prognóstico. *Journal of Cancer of Respiratory Clinical Oncology;* **131**(4):261-269.

Rades, D., Lang, S., Schild, S.E., Alberti, W. (2006). Valor prognóstico dos níveis de hemoglobina com radioquimioterapia simultânea no tratamento do cancro do esófago. *Oncologia Clínica*; **18**(2):139- 144.

Rades, D., Schild, S.E., Bahrehmand, R. (2005). Factores de prognóstico no tratamento não cirúrgico do cancro do esófago com radioterapia ou radioquimioterapia: a importância dos níveis de hemoglobina antes do tratamento. *Cancro;* **103**(8):1740-1746.

Rickles, F.R., Levine, M., Edwards, R.L. (1992). Haemostatic changes in cancer patients. *Cancer Metastasis Review;* **11**:237-248.

Ruffie, P., Feld, R. e Minkin, S. (1989). Diffuse malignant mesothelioma of the pleura in Ontario and Quebec: a retrospective study of 332 patients. *Journal of Clinical Oncology,* **7**(8):1157-1168.

Samir, M., Kholy, N.M. (1999). Substâncias reactivas ao ácido tiobarbitúrico em doentes com cancro da laringe. *Clinical Otolaryngology;* **21**(24):232-234.

Sampson, M.T., Kakkar, A.K. (2002). Proteases de coagulação e cancro humano. *Tradução da Sociedade de Bioquímica;* **30**:201-207.

Sankaranarayanan, R., Budukh, A.M., Rajkumar, R. (2001). Effective cervical cancer screening programmes in low- and middle-income developing countries" (Programas eficazes de rastreio do cancro do colo do útero em países em desenvolvimento com rendimentos baixos e médios). *Boletim da Organização Mundial de Saúde*; **79**:954-962.

Sasaki, A., Iwashita, Y., Shibata, K. (2006). Valor prognóstico da contagem pré-operatória de monócitos no sangue periférico em pacientes com carcinoma hepatocelular. *Surgery,* **139**(6):755-764.

Sasaki, A., Kai, S. e Endo, Y. (1998). Valor prognóstico da contagem pré-operatória de monócitos no sangue periférico em doentes com metástases hepáticas colorrectais após ressecção hepática. *Journal of Gastrointestinal Surgery;* **2**(6):206-231.

Schmeidler-Sapiro, K.T., Ratnoff, O.D., Gordon, E.M. (1991). Efeitos mitogénicos do fator de coagulação XII e do fator XIIa nas células HepG2. *Actas da Academia Nacional de Ciências;* **88**:4382-4385.

Schmidt, H., Bastholt, L., Geertsen, P. (2005). As contagens elevadas de neutrófilos e monócitos no sangue periférico estão associadas a uma fraca sobrevivência em doentes com melanoma metastático: um modelo de prognóstico. *British Journal of Cancer;* **93**(3):273-278.

Schmidt, H., Suciu, S., Punt, C.J. (1997). Contagem de neutrófilos e leucócitos periféricos antes do tratamento como preditores independentes da sobrevivência global em doentes com melanoma de estádio IV do American Joint Committee on Cancer: resultados do ensaio de bioquimioterapia EORTC 18951. *Journal of Clinical Oncology;* **7(3)**:501- 514.

Shimada, H., Oohira, G., Okazumi, S. (2004). Trombocitose associada a mau prognóstico em doentes com cancro do esófago. *Jornal do Colégio Americano de Cirurgia;* **198**(5):737-741.

Siddiqui, M., Ristow, K., Markovic, S.N. (2006). A contagem absoluta de linfócitos prevê a sobrevivência global no linfoma folicular. *British Journal of Haematology;* **134**(6):596-601.

Smith, S.D., His, E., Bolwell, B. (2010). Validação do Índice Internacional de Prognóstico do Linfoma de Células do Manto: uma análise retrospetiva de um único centro. *American Journal of Haematology*; **85**(6):454-456.

Sood, S.L. (2009). Trombose associada ao cancro. *Opinião Atual em Hematologia;* **16**:378-385.

Sousou, T., Khorana, A.A. (2009). New insights into cancer-related thrombosis. *Arteriosclerose, Trombose e Biologia Vascular;* **29**:316-320.

Steele, J.P., Klabatsa, A., Fennell, D.A. (1998). Factores de prognóstico no mesotelioma. *Lung Cancer;* **49**(1):49-52.

Steven, F., Moss, A., Martin, J.B. (2005). Mecanismos de inflamação da doença e as origens do cancro. *Natureza e Prática Clínica da Oncologia;* **2**(2):90-97.

Stewart, B.W., Kleihues, P. (2003). Cancros do aparelho reprodutor feminino. In: Relatório Mundial sobre o Cancro. *Agência Internacional de Investigação do Cancro.* IARC Press, Lyon, França.

Sumney, M., Whiteman, K. (2010). D-Dímero: Passado, presente e futuro. CE Connection disponível em: http://www.nursingcenter.com. Recuperado em 10 de outubro de 2010.

Talaulikar, D., Choudhury, A., Shadbolt, B., Brown, M. (2008). A linfocitopenia como marcador de prognóstico para o linfoma difuso de grandes células B. *Leucemia e Linfoma;* **49**(5):959-964.

Tamussino, K.F., Gucer, F., Reich, O. (2001). Hemoglobina, contagem de plaquetas e prognóstico no cancro do endométrio antes do tratamento. *International Journal of Gynaecology and Cancer;* **11**(3):236-240.

Tas, F., Kilic, L., Bilgin, E., Keskin, S., Sen, F., Ciftci, R., Yildiz, I., Yasasever, V. (2013). Significado clínico e prognóstico dos testes de coagulação no cancro epitelial avançado do ovário. *Jornal Internacional de Ginecologia e Cancro;* **23**:276-281.

Tas, F., Kilic, L., Serilmez, M., Keskin, S., Sen, F., Duranyildiz, D. (2013). Significado clínico e prognóstico dos testes de coagulação no cancro do pulmão. *Medicina Respiratória;* **107**:451-457.

Teramukai, S., Kitano, T., Kishida, Y. (2009). Contagem de neutrófilos antes do tratamento como fator de prognóstico independente no cancro do pulmão avançado de células não pequenas: uma análise da Organização de Ensaios Multinacionais do Japão LC00-03. *European Journal of Cancer;* **45**(11):1950-1958.

Tibaldi, C., Vasile, E., Bernardini, I. (2008). As contagens elevadas de leucócitos no sangue periférico estão associadas a uma fraca sobrevivência em doentes com cancro do pulmão avançado de células não pequenas: um modelo de prognóstico. *Journal of Cancer Res Clinical Oncology;* **134**(10):1143-1149.

Tomita, M., Shimizu, T., Hara, M. (2008). Impacto do nível de hemoglobina pré-operatório na sobrevivência de doentes com cancro do pulmão de células não pequenas. *Anticancer Research;* **28**(3):1947-1950.

Tomita, M., Shimizu, T., Hara, M. (2008). Significado prognóstico da trombocitose no cancro do pulmão de células não pequenas ressecável. *Interact Cardiovascular Thoracic Surgery;* **7**(4):613-615.

Tomita, M., Shimizu, T., Hara, M. (2009). Leucocitose, anemia e trombocitose pré-operatórias estão associadas a uma fraca sobrevivência no cancro do pulmão de células não pequenas. *Anticancer Research;* **29**(7):2687-2690.

Udigwe, G.O. (2006). Conhecimento, atitude e prática do rastreio do cancro do colo do útero (Papanicolau) entre os enfermeiros de Nnewi, no sudeste da Nigéria. *Jornal Nigeriano de Prática Clínica;* **9**(1):40-43.

Valencia, J.J., Alonso, O.V., Esco, B.R. (2006). Influência dos níveis de hemoglobina na sobrevivência após tratamento radical do cancro do esófago com radioterapia. *Tradução clínica e oncologia;* **8**(1):22-30.

Vande, S.S.A., Janssen-Heijnen, M.L., Nijziel, M.R. (2010). Validação, revisão e extensão do Índice Internacional de Prognóstico do Linfoma de Células do Manto num contexto de base populacional. *Haematological;* **95**(9):1503-1509.

Walsh, S.R., Cook, E.J., Goulder, F. (2005). O rácio neutrófilos/linfócitos como fator de prognóstico no cancro colorrectal. *Journal of Surgery and Oncology;* **91**(3):181-184.

Wang, E., Ngalame, Y., Panelli, M.C., Nguyen-Jackson, H., Deavers, M., Mueller, P., Hu, W., Savary, C.A., Kobayashi, R., Freedman, R.S., Marincola, F.M. (2005). O estroma peritoneal e subperitoneal pode favorecer a disseminação regional do cancro do ovário. *Clinical Cancer Research;* **11**:113-122.

Wilcox, R.A., Ristow, K., Habermann, T.M. (2011). A pontuação prognóstica absoluta de monócitos e linfócitos prevê a sobrevivência e identifica pacientes de alto risco no linfoma difuso de grandes células B. *Leucemia;* **25**(9):1502-1509.

William, H.T. (2004). Anemia em neonatos: Handbook for critical care unit staff. Universidade da Califórnia, Estados Unidos: 108.

Winter, W.E., Maxwell, G.L., Tian, C. (1999). Association of hemoglobin level with survival in cervical carcinoma patients Haematology 82 oncology and hematology review treated with concurrent cisplatin and radiotherapy: a Gynaecologic Oncology Group Study. *Gynaecology Oncology;* **2**(5):678-687.

Wolff, M., Bates, T., Beck, B., Young, S., Ahmed, S., Maurana, C. (2003). Prevenção do cancro em comunidades afro-americanas mal servidas: Barreiras e estratégias eficazes - uma revisão da literatura. *World Medical Journal*; **10**:36-40.

Wong, L.P., Wong, Y.L., Low, W.Y, Khoo, E.M., Shuib, R. (2009). Knowledge and awareness of cervical cancer and screening among Malaysian women who have never had a Pap smear: a qualitative study (Conhecimento e sensibilização para o cancro do colo do útero e o rastreio entre as mulheres da Malásia que nunca fizeram um exame Papanicolau: um estudo qualitativo). *Jornal Médico de Singapura*; **50**(1): 49-53.

Organização Mundial de Saúde (2002). Comprehensive cervical cancer screening: a guide to basic practice (Rastreio exaustivo do cancro do colo do útero: um guia para a prática básica). Screening for cervical cancer (Rastreio do cancro do colo do útero). Genebra, Imprensa da OMS.

Organização Mundial de Saúde (2002). Programas nacionais de controlo do cancro: Strategies and management guidelines, 2ª edição. OMS, Genebra.

Organização Mundial de Saúde (2006a). Preparativos para a introdução de vacinas contra o HPV: Policy and Programme Guidance for Countries. Organização Mundial de Saúde, Genebra.

Organização Mundial de Saúde (2006b). Comprehensive cervical cancer screening: a guide to basic practice (Rastreio exaustivo do cancro do colo do útero: um guia para a prática básica). Genebra, Suíça: 272.

Wu, Z., Schwarz, S., Markides, K. (2001). Prevalência e factores associados ao rastreio do cancro: porque é que tantas mulheres mexicanas-americanas mais velhas nunca fazem o rastreio? *Preview Medicine;* **33**:268-273.

Xi, Z., Kaern, J., Davidson, B., Klokk, T.I., Risberg, B., Trope, C., Saatcioglu, F. (2004). Kallikrein 4 está associado à resistência ao paclitaxel no cancro do ovário. *Ginecologia e Oncologia;* **94**:80 85.

Xu, C., Gao, Y. e Li, L. (2010). Impacto da anemia na eficácia da quimioterapia e no prognóstico em doentes com cancro do pulmão de células não pequenas avançado. *Zhongguo Fei Ai Za Zhi;* **13**(10):968-974.

Yamamoto, M., Yoshinaga, K., Matsuyama, A., Iwasa, T., Osoegawa, A., Tsujita, U., Yamashita, Y., Tsutsui, S., Ishida, T. (2012). Níveis plasmáticos de D-dímero como preditor de mortalidade em pacientes com cancro colorrectal avançado ou recorrente. *Oncologia;* **83**:10-15.

Yamanaka, T., Matsumoto, S., Teramukai, S. (1996). O rácio basal de neutrófilos e linfócitos está relacionado com o prognóstico do doente no cancro gástrico avançado. *Oncology;* **4**(9):405-560.

Yousef, G.M., Polymeris, M.E., Grass, L., Soosaipillai, A., Chan, P.C., Scorilas, A., Borgono, C., Harbeck, N., Schmalfeldt, B., Dorn, J., Schmitt, M. e Diamandis, E.P. (2003). Human kallikrein 5: a potential new serum biomarker for breast and ovarian cancer. *Cancer Research*; **63**:3958-3965.

Yousef, G.M., Polymeris, M.E., Yacoub, G.M., Scorilas, A., Soosaipillai, A., Popalis, C., Fracchioli, S., Katsaros, D., Diamandis, E.P. (2003). Sobreexpressão paralela de sete genes da calicreína no cancro do ovário. *Cancer Research*; **63**:2223-2227.

Zacharski, L.R., Memoli, V.A., Ornstein, D.L., Rousseau, S.M., Kisiel, W. e Kudryk, B.J. (1993). Expressão de procoagulantes e uroquinase em células tumorais em carcinomas do ovário. *Jornal do Instituto Nacional do Cancro;* **85**:1225-1230.

Zenda, S., Hironaka, S. e Boku, N. (2008). Impacto do nível de hemoglobina na sobrevivência em quimiorradioterapia definitiva para cancro do esófago com nódulos linfáticos T4/M1. *Disease of Oesophagus;* **21**(3):195-200.

Zhao, K.L., Liu, G., Jiang, G.L. (2006). Associação entre o nível de hemoglobina e a morbilidade e mortalidade de doentes com cancro do esófago localmente avançado submetidos a radioterapia - uma análise secundária de três ensaios clínicos consecutivos de fase III. *Clinical Oncology;* **18**(8):621-627.

ANEXO I

AVALIAÇÃO DA DIMENSÃO DA AMOSTRA

Num estudo anterior realizado no UDUTH sobre a prevalência do cancro do colo do útero em 240 trabalhadoras do sector da saúde, foi encontrada uma prevalência de 5%. O tamanho da amostra para este estudo foi calculado com base na fórmula para calcular o tamanho da amostra para um estudo descritivo numa população inferior a 10 000 (Kirkwood, 1998) e a prevalência de 4% é calculada através da fórmula

$$n = \frac{z^2 pq}{d^2}$$

Onde: n= dimensão da amostra

z=Desvio normal padrão (1,96)

p= prevalência, que é de 5%, 5/100=0,05

q= complemento de p (1-p)

d= Precisão 5% (0,05)

n = (1,96)2x0,05x (1-0,05)/(0,05)2

n = 3,8416x0,05x0,95/0,0025

n = 3,8416x0,0475/0,0025

n = 0.182476/0.0025

n = 73

População finita

N=42

NF= ns/1+(n/N)

=73/1+(73/42)

=73/1+(1.74)

=73/2.74 =26

APPENDIX II
FORMULÁRIO DE CONSENTIMENTO

O meu nome é INUWA MALAMI, estudante do último ano de licenciatura que está a realizar uma investigação sobre parâmetros hematológicos e hemostáticos em mulheres com cancro do colo do útero em Sokoto, no noroeste da Nigéria.

O objetivo é determinar o valor de alguns parâmetros hematológicos e hemostáticos em mulheres com cancro do colo do útero. O estudo ajudará a identificar parâmetros e alterações hematológicas em doentes com cancro do colo do útero, o que contribuirá para a deteção precoce e a prevenção desta infeção nas mulheres e da sua propagação, bem como para o desenvolvimento de estratégias de tratamento que melhorem a qualidade de vida das nossas doentes.

Ser-lhe-á pedido que responda a algumas perguntas, que podem ser pessoais, e que doe pelo menos 4 ml de sangue para os testes. Está disposto(a) a participar no estudo depois de ter sido informado(a) sobre o procedimento do estudo numa língua que compreenda?

Sim: [ ] Não [ ]
Eu [mulher/marido/esposa] concordei
para participar neste estudo sobre alguns parâmetros hematológicos e hemostáticos em mulheres com cancro do colo do útero em Sokoto, no noroeste da Nigéria. Todo o procedimento e os benefícios prováveis foram-me explicados e todas as minhas perguntas foram respondidas de forma satisfatória. Foi-me dado a entender que o estudante seria responsável pelo financiamento integral dos vários testes a efetuar na amostra que recolhi no âmbito do estudo. Foi-me igualmente assegurado que todas as informações recebidas de mim seriam mantidas estritamente confidenciais. Dei este consentimento voluntariamente, sem ser pressionado.

Assinatura do participante...

data ....

Assinatura do investigador..

data ....

APPENDIX III

QUESTIONÁRIO DE INVESTIGAÇÃO:

Olá Sr./Sra,

Este questionário foi intencionalmente concebido para fins de investigação. O objetivo é determinar os parâmetros hematológicos e hemostáticos em mulheres com cancro do colo do útero em Sokoto. A resposta a este questionário é confidencial; ser-lhe-á também pedido que doe voluntariamente uma amostra de sangue para o estudo. Sou INUWA MALAMI, estudante do último ano de licenciatura na Faculdade de Ciências Médicas Laboratoriais da Universidade Usmanu Danfodiyo, em Sokoto. Estou a realizar um estudo sobre alguns parâmetros hematológicos e hemostáticos em mulheres com cancro do colo do útero na UDUTH Sokoto State. Espero que me forneça as seguintes informações relevantes.

- Idade (anos)

- Estado civil: solteiro [ ] casado [ ] separado [ ] divorciado [ ] viúvo [ ]

- Paridade: Tem filhos? Sim [ ] Não [ ] Não sei [ ]

  Em caso afirmativo, quantos filhos tem: 1 [ ], 2 [ ], 3 [ ], 4 [ ], mais de 4 [ ]

- Com que idade teve a sua primeira relação sexual: Profissão : Agricultor [ ] Empresário [ ] Funcionário público [ ] Outro [ ] Mais pormenores

- Nível de ensino: Não formal [ ] Primário [ ] Secundário [ ] Terciário [ ]

- Zona residencial ....

- Grupo étnico: Hausa/Fulani [ ] Yoruba [ ] Igbo [ ] Outro [ ] Mais pormenores ....

- Todos os medicamentos:

- Transfusões no passado: Sim [ ] Não [ ]

- Bebe álcool: Sim [ ] Não [ ]

- Fuma cigarros? Sim [ ] Não [ ]

- Já foi vacinado contra a hepatite? Sim [ ] Não [ ]

- Tem uma ou mais doenças hereditárias Anemia falciforme [ ] outra [ ] especificar................

• Onde obtém informações sobre o cancro do colo do útero? Amigos [ ], familiares [ ], vizinhos [ ] instituições religiosas [ ] profissionais de saúde [ ] rádio [ ]
] Televisão [ ] Cartazes [ ] Outros [ ].

Índice

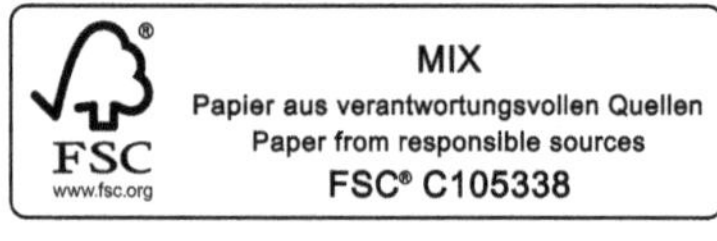